Grundgedanken des Yoga

Dr. Manohar Laxman Gharote

Grundgedanken des Yoga

Anleitung zur Yogapraxis für alle Stufen

GGF
Gesellschaft für Geisteswissenschaftliche Fortbildung e.V.
Verlag/Publications

Zweite überarbeitete und erweiterte Auflage 1997

ISBN 3-9805736-0-5

Erste Auflage 1994 by Matt-Verlag.

INHALT

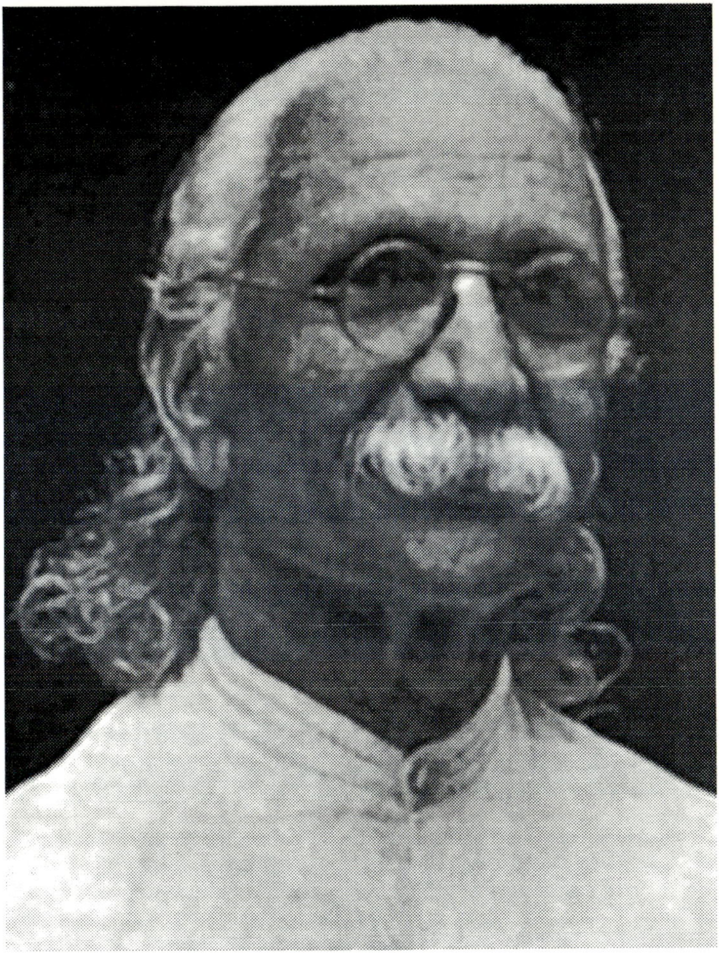

In ehrfürchtigem Gedenken an
Svami Kuvalayanandaji,
meinen Yoga-Lehrer und
Gründer des Kaivalyadhama-Institutes.

Dr. M. L. Gharote

Dank an
Sophia Chariarse, Cornelia Heyde, Cornelius Kabus,
Maria Köhne, Ludwig Köster, Hans Matt
und Jürgen Preylowski.

VORWORT ZUR DEUTSCHEN AUSGABE

Als langjähriger Schüler und Mitarbeiter von Swami Kuvalayananda gehört Dr. M. L. Gharote zu den bedeutendsten Repräsentanten des Yoga in Indien.

Unsere Kenntnisse über die wissenschaftliche und literarische Forschung im Yoga hat Dr. Gharote in seiner Funktion als Principal des Kaivalyadhama-Institutes, Lonavla, wo er auch in der Redaktion der Zeitschrift Yoga-Mimamsa tätig war, in hohem Maße erweitert. In der Nachfolge Kuvalayanandas lehrt er bei Seminaren in Europa und Amerika die indische Überlieferung des Yoga.

Mit seinen zahlreichen Publikationen, in mehrere Sprachen übersetzt, hat er Wesentliches für die Verbreitung des Yoga auf internationaler Ebene beigetragen. Seit vielen Jahren ist Dr. Gharote als Berater und Dozent in der Yogalehrausbildung der GGF tätig.

Aber alle diese Worte sagen wenig über seine Präsenz, seine humorvolle Güte und Klarheit, die am besten in der persönlichen Begegnung mit ihm zum Ausdruck kommt. Als Träger der vedischen Tradition, als Gelehrter, Brahmane und Kenner der alten Sanskritschriften bringt Dr. Gharote Menschlichkeit und Toleranz mit der Authentizität seiner Auslegung der Yogalehre in Einklang.

In diesem Sinne freuen wir uns, den deutschsprachigen Yogaübenden das vorliegende Buch vorzustellen. Möge sein Beitrag eine breite Öffentlichkeit finden, um den suchenden Menschen auf den Wegen, Umwegen und Irrwegen des Yoga behilflich zu sein.

Leopoldo Chariarse

EINFÜHRUNG

Es ist mir eine große Freude, dieses Handbuch für Yogainteressierte vorzustellen. Yoga wird zunehmend bekannter, und Yogaübende brauchen eine richtige Anleitung. Als erfahrener Yogalehrer und Forscher habe ich die entsprechenden Anforderungen berücksichtigt. Um ein umfassendes Bild des Yoga zu vermitteln, werden zunächst der theoretische Hintergrund und die Grundprinzipien der Yogapraxis beschrieben, dann die verschiedenen Arten der Yogaübungen.

Yoga ist ein jahrtausendealtes ganzheitliches System von Körperübungen, Reinigungstechniken, Atemübungen und Meditationsformen. Erst aus der Komplexität des ganzen Yoga und aus dem Zusammenwirken seiner Teile ergibt sich die Wirksamkeit seiner Übungen. Dies darf besonders in einer Zeit wachsenden Konsumverhaltens nicht in Vergessenheit geraten. Zur Yogapraxis zählt neben der Praxis der Āsanas auch die Integration von ethischem Verhalten in den Alltag.

Nicht alle Veröffentlichungen zum Thema Yoga werden dem gerecht. Yoga ist ein Weg der Selbstschulung, der durch körperliche Ertüchtigung, Atemlenkung und Geistesschulung zur Selbsterkenntnis führt. Das wachsende Mißverständnis, daß Yoga mit Körperübung im gymnastischen Sinne gleichzusetzen ist, zeigt eine beschränkte und sogar falsche Auffassung von Yoga. Yoga ist weder Gymnastik, Akrobatik, noch religiöse Sekte oder Suggestions-Therapie. Yoga ist eine persönlichkeitsbildende Methode.

Wir hoffen, daß die Leser und Yogaübenden den größtmöglichen Nutzen für ihre psychophysische Gesundheit aus dem vorliegenden Leitfaden ziehen werden.

Dr. M. L. Gharote

1. EINLEITUNG ZU DEN YOGA-ÜBUNGEN

Yoga ist eine uralte Disziplin. Die Mohenjodaro-Ausgrabungen beweisen sein Alter. Die Bedeutung des Yoga für die spirituelle Entwicklung wurde die Jahrhunderte hindurch anerkannt und akzeptiert.

Die Disziplin des Yoga durchlief viele Stadien, im Laufe der Zeit entstanden verschiedene Schulen, und eine Bandbreite von Techniken wurde entwickelt. Trotz unterschiedlicher Schwerpunkte der einzelnen Schulen war das Ziel für alle gleich: die Bewegungen des Geistes zur Ruhe zu bringen.

Einige Schulen benutzen Techniken, die sich direkt mit dem Geist beschäftigen, andere benutzen den Körper, um die Gedankenprozesse indirekt anzugehen. Für den normal Übenden ist die Annäherung an den Geist mit Hilfe des Körpers leichter und liegt eher im Rahmen seiner Möglichkeiten. Deshalb werden Übungen, die sich vorrangig mit dem Körper befassen, bevorzugt.

Die Übungen, die in der Yoga-Literatur zusammengefaßt sind und von verschiedenen Traditionen überliefert wurden, nennt man Yoga-Übungen. Sie können in folgende Gruppen eingeteilt werden:

- I. Āsanas
- II. Prāṇāyāma
- III. Bandhas und Mudrās
- IV. Kriyās
- V. Meditation.

Jede dieser Gruppen beinhaltet verschiedene Übungen. Neben diesen Gruppen von Übungen gibt es Yamas und Niyamas, selbst auferlegte Beschränkungen und Verhaltensregeln, die einen angemessenen Nährboden für die Yoga-Übungen schaffen sollen und als wesentlicher Teil der Yoga-Routine angesehen werden - unabhängig davon, wie strikt man übt. Betrachten wir die verschiedenen Gruppen von Yoga-Übungen genauer.

ĀSANAS

Es handelt sich hierbei um spezielle Haltungsmuster, die Geist und Körper festigen. Sie zielen darauf ab, den richtigen Rhythmus in den neuromuskulären Spannungsimpulsen aufzubauen und den allgemeinen Muskeltonus zu verbessern.

Āsanas sind nicht nur körperliche Übungen. Obwohl sie mit dem Körper ausgeführt werden, beruhigen sie auch den Geist. Deshalb sind es psychophysische Übungen.

Sie können in drei Gruppen eingeteilt werden:

meditative Āsanas:
Dies sind Sitzhaltungen, die dem Körper eine aufrechte und angenehme Haltung ermöglichen. Durch unterschiedliche Anordnung der Arme und Beine entstehen verschiedene meditative Āsanas.

körperpflegende Āsanas:
Hierbei handelt es sich um statische Dehnübungen, die den richtigen Muskeltonus im Körper aufbauen. Sie dienen einerseits dazu, die Wirbelsäule beweglicher zu machen, die Rücken- und Wirbelsäulenmuskulatur zu stärken und sollen andererseits die lebenswichtigen Organe im Brust- und Bauchraum zur richtigen Funktion anregen. Es gibt unzählige Variationen pflegender Āsanas, die in verschiedenen Positionen durchgeführt werden, wie z. B. Sitzen, Liegen, Stehen, etc.

entspannende Āsanas:
Diese werden im Liegen ausgeführt und dienen dazu, den Körper auszuruhen. Es gibt nur sehr wenige entspannende Āsanas. Die beiden bekanntesten sind Śavāsana und Makarāsana. Sie entspannen nicht nur den Körper sondern auch den Geist.

Āsanas bilden die Basis für weitergehende Yoga-Übungen, indem sie zum physischen Wohlbefinden beitragen.

PRĀṆĀYĀMAS

Dies sind Übungen, die Atmungsimpulse steuern. Mit fortschreitender Kontrolle der Ein- und Ausatmungsphasen entstehen kurze Atempausen.

Das umsichtig ausgeführte Atemanhalten ist die wesentliche Technik im Prāṇāyāma. Zu Anfang übt man nicht das Atemanhalten, sondern betont die kontrollierte Ein- und Ausatmung. Auf diese Weise zu üben bewahrt vor möglichen schädigenden Auswirkungen, die durch unangemessenes Atemanhalten während der Prāṇāyāma -Praxis entstehen.

Die Atemaktivität ist für das psycho-physische Funktionieren des Individuums in hohem Maße bedeutsam. Sie ist eine der Hauptkanäle für den Fluß des autonomen Nervenstroms.

Indem Kontrolle über das autonome Nervensystem gewonnen wird, wird auch die Gedankentätigkeit beeinflußt.
Prāṇāyāma ist eine mögliche Technik für die höhere Yoga-Praxis, wie z.B. Meditation.

Die drei kontrollierten Phasen Einatmung, Ausatmung und Atemanhalten werden technisch als Pūraka, Recaka und Kumbhaka bezeichnet.

Es gibt viele Variationen von Prāṇāyāma. Die beiden wichtigsten werden im vorliegenden Buch behandelt. Im Hinblick auf die möglichen Ergebnisse von Prāṇāyāma beim normal Praktizierenden wurde die Phase des Atemanhaltens völlig weggelassen. Dennoch sollte im Auge behalten werden, daß nach ausreichender Praxis von kontrollierter Ein- und Ausatmung die Fähigkeit erlangt wird, Prāṇāyāma mit Atemanhalten zu üben.

BANDHAS UND MUDRĀS

Diese enthalten Übungen, die bestimmte halbwillkürliche und unwillkürliche Muskeln im Körper willentlich kontrollieren. In diesen Muskeln gibt es eine Verbindung zwischen der Versorgung von zentralen und autonomen Nerven. Indem man diese Muskeln unter willentliche Kontrolle bringt, kann man die Aktivität des zusammenhängenden Nervensystems beeinflußen.

Bandhas und Mudrās helfen, die inneren Organe zu kräftigen, ihre Durchblutung zu fördern und ihr gesundes Funktionieren zu stimulieren.

Eine Unterscheidung zwischen Bandhas und Mudrās wird auf der Basis ihrer Anwendung im Prāṇāyāma gemacht. Die Mudrās, die im Prāṇāyāma angewandt werden, nennt man Bandhas, weil sie eine spezielle nervliche Aktivität an einer bestimmten Stelle binden oder in eine bestimmte Richtung kanalisieren. Uḍḍiyāna Bandha ist eins der wichtigsten Bandhas.

Mudrās haben Ähnlichkeit mit vielen Āsanas. Aber nicht alle Āsanas werden Mudrās genannt. Mudrās haben bestimmte Wirkungen.

KRIYĀS

Dies sind Reinigungsprozesse, die gewöhnlich in sechs Gruppen aufgeteilt und deshalb oft als Saṭkriyās (Saṭ = sechs) bezeichnet werden. Es sind Dhautī, Basti, Neti Trāṭaka, Naulī und Kapālabhātī. Jede Gruppe enthält viele Untergruppen.

Die Kriyās können auf zwei Arten klassifiziert werden:
1. entsprechend der Mittel der Reinigung und
2. entsprechend der Region der Reinigung.

Die Reinigungsmittel sind:
1. Luft,
2. Wasser,
3. Reibung und
4. manipulierende Bewegungen.

Die Regionen der Reinigung sind:
1. Atemwege, Nasenhöhlen, Nebenhöhlen und Rachenraum
2. Magentrakt und Speiseröhre
3. After, Dick- und Dünndarm.

Kriyās haben großen therapeutischen Wert. Sie verursachen eine steigende bzw. angleichende Produktion der Stoffe, die die Gewebe der verschiedenen Organe und Systeme formen und erhöhen zugleich die Schwelle ihrer Reaktionsfähigkeit.
Autonome und propriozeptive neuromuskuläre Reaktionen scheinen maßgeblich auf diese Resultate Einfluß zu haben.

Durch Kriyās wird willentliche Kontrolle über bestimmte Reflexe gewonnen. Dies geschieht durch Überwindung der Reflexe während der Durchführung von Kriyās wie Daṇḍa-Dhautī und Vastra-Dhautī und durch Stimulierung der Reflexe wie in Gajakaraṇī, dem willentlich kontrollierten Erbrechen.

So liegt die Betonung der Kriyās auf der Errichtung einer psycho-physischen Ausgeglichenheit.

MEDITATION

Die Übung der Meditation beinhaltet einen ganzheitlichen, besonderen und speziellen Prozeß der Versenkung, in dem der Übende seine Achtsamkeit bzw. sein Bewußtsein auf ein einziges Objekt, einen Ton, ein Konzept oder eine Erfahrung richtet und dort verweilt. In der Tradition wird das Ziel dieser Übung als „Erleuchtung“ bezeichnet.

Es gibt viele Meditationstechniken, die nicht auf eine bestimmte Religion beschränkt sind. Meditation wurde lange Zeit in allen Religionen als eine notwendige Übung angesehen. Eine von jeder Religion unabhängige Meditationstechnik, die jeder Mensch praktizieren kann, ist gut vorstellbar. Meditation ist ein kontinuierlicher Versenkungsprozeß, der verschiedene Grade der Versenkung beinhaltet.

Es besteht kein Zweifel, daß Meditation ein großartiges „Beruhigungsmittel“ ist. Dennoch ist es nicht immer der sichere Weg, gleich mit der Übung der Meditation zu beginnen. Es sollte durch die Praxis von Āsana und Prāṇāyāma eine gute Grundlage vorbereitet werden. Selbst die guten Meditationsergebnisse werden durch die einfache Übung ausgewählter Praxisreihen von Āsanas und Prāṇāyāma erreicht.

In der Hierarchie der Yoga-Übungen steht die Meditation weiter oben als die anderen Übungen. Doch darf nicht vergessen werden, daß sich alle Yoga-Übungen gegenseitig ergänzen, und jede Übung zu vergleichbaren Ergebnissen in einem mehr oder weniger hohen Maße beiträgt.

2. PRINZIPIEN DER YOGA-ÜBUNGEN

Yoga-Übungen haben einige übergreifende sowie spezielle Prinzipien, die der Übende verstehen muß.

Allgemeine Prinzipien:

- Alle Yoga-Übungen sind psycho-physischer Natur und tragen einzeln oder zusammen dazu bei, die Ziele des Yoga zu erreichen.
- Yoga-Übungen ergänzen sich gegenseitig. Eine Übung kann für die Ausführung einer anderen hilfreich sein.
- Yoga-Übungen führen zu einem besseren Ergebnis, wenn sie in einer bestimmten Reihenfolge ausgeführt werden.
- Die Ausführung der Yoga-Übungen sollte nicht zu Erschöpfung führen. Alle Übungen sollten in ruhiger und stiller Stimmung ausgeführt werden.

Spezifische Prinzipien:

ĀSANAS

- Āsana ist eine besondere Haltung des Körpers, in der man verweilt. Es ist keine dynamische Ubung, die wiederholt wird.
- Im Āsana ist die Dehnung wichtig und nicht die wiederholte Kontraktion und Entspannung.
- Āsanas beinhalten keine ruckartigen Bewegungen.
- Während der Ausführung der Āsanas wird Rücksicht genommen auf Einschränkungen des Alters, des Geschlechts und der Konstitution des Übenden.
- Stabilität und Gelöstheit sind die beiden wesentlichen Merkmale von Āsanas.
- Das Āsana soll gehalten werden, solange es angenehm ist, in der Haltung versucht man, immer weiter zu entspannen.
- Der Energieaufwand im Āsana ist minimal.

- Die Āsanas, die ausgeführt werden, sollten auf dem „Prinzip des Fortschreitens“ basieren. Einfache Āsanas sollten vor schwierigen geübt werden.
- Der Hauptzweck der Āsanas ist es, den Körper flexibel und geschmeidig zu machen, um mit Hilfe eines optimalen Muskeltonus zur Ausgeglichenheit von Körper und Geist beizutragen.
- Das Prinzip des Āsana ist von größerer Bedeutung als die Endhaltung.

PRĀṆĀYĀMA

- Die Übung von Prāṇāyāma setzt die durch Übung von Āsana erreichte Stabilität des Körpers voraus.
- Jede Runde Prāṇāyāma besteht aus drei Atemphasen: Einatmung, Atemanhalten und Ausatmung. Aber nur das Atemanhalten macht ein Prāṇāyāma aus. Ein- und Ausatmung sind ergänzende, untergeordnete Phasen.
- Es gibt ein besonderes Zeitverhältnis zwischen diesen Phasen, welche von 1:1:2 bis 1:4:2 variiert, je nach der Voraussetzung des Individuums
- Im Prāṇāyāma liegt die Betonung auf der langsamen und verlängerten Ausatmung.
- Während Prāṇāyāma ist die richtige Kontrolle der Bauchdeckenbewegung notwendig. Während des Einatmens wird die Bauchdecke kontrolliert gehalten, beim Ausatmen wird sie allmählich eingezogen.
- Das Atemanhalten, Kumbhaka genannt, wird immer von Jālandhara Bandha begleitet.
- Während der Ein- und Ausatmungsphase bei Prāṇāyāma wird dem Atemfluß ein Widerstand entgegengesetzt.
- Im Prāṇāyāma sollte die Achtsamkeit beim Fluß des Atems sein.
- Die Praxis von Prāṇāyāma wird durch die Ausführung von Reinigungsprozessen vereinfacht.
- Die Ausatmung erfolgt im Prāṇāyāma immer durch die Nase. Der Mund bleibt geschlossen.
- Prāṇāyāma wird nach den Kriyās und Āsanas, aber vor der Meditation ausgeübt.

BANDHAS UND MUDRĀS

- Es handelt sich um fortgeschrittenere Techniken als Āsanas, die Einfluß auf das zentrale und autonome Nervensystem haben und das endokrine System beeinflußen.
- Sie werden geübt, nachdem man länger Āsanas praktiziert hat.
- Sie werden zusammen mit Prāṇāyāma geübt.
- Man sollte die Praxis von Bandhas und Mudrās nicht übertreiben.
- Bei Bandhas und Mudrās gibt es unterschiedliche Intensitätsstufen.

KRIYĀS

- Sie beseitigen Krankheiten des Körpers und führen zu einem ausgeglichenen Funktionieren der lebenswichtigen Organe.
- Sie werden zusätzlich zum Prāṇāyāma geübt oder gesondert, wenn man unter übermäßiger Schleim- oder Galleproduktion leidet.
- Mit ihnen gewinnt man Kontrolle über die unwillkürlichen oder halbwillkürlichen Reflexe und stimuliert die Körperfunktion auf neuroendokriner Ebene.

MEDITATION

- Das Grundprinzip der Meditation ist die Entwicklung innerer Achtsamkeit.
- Meditation hat nicht die Kontrolle der Gedankentätigkeit zum Ziel, sondern führt dahin. Dazu ist intellektuelles Bemühen nicht notwendig.
- Es gibt unzählige Mittel, um innere Achtsamkeit zu entwickeln.
- Meditation ist ohne die rechte seelisch-geistige Haltung nicht möglich. Der Zustand des Körpers beeinflußt die Qualität der Meditation.
- Die aufrechte Sitzhaltung, in der Kopf, Nacken und Oberkörper sich in der vertikalen Linie befinden, unterstützt die Meditation.
- Reguliertes Atmen ist eine große Hilfe bei der Meditation.
- Festgesetzte Zeiten für die Meditation führen zu guten Ergebnissen.
- Das Ziel der Meditation ist die Reinigung des Geistes. Klares Bewußtsein und Meditation „geschehen“ zusammen, eins unterstützt das andere.

3. PRAKTISCHE HINWEISE

- Die Yoga-Praxis sollte mit einer Entspannung und - oder ruhigem Sitzen mit geschlossenen Augen beginnen.
- In allen Āsanas wird normal geatmet, es sei denn, es ist unter bestimmten Umständen notwendig, zu einem bestimmten Atemmuster zu greifen. Es ist zwar richtig, daß Rückbeugen durch simultanes Einatmen und Vorbeugen durch simultanes Ausatmen erleichtert werden, aber man kann nicht verallgemeinernd sagen, daß eine bestimmte Art des Atmens hilft, Āsanas gelöst und entspannt einzunehmen.
- Es hilft, die Achtsamkeit auf die Bereiche des Körpers zu richten, wo es Empfindungen gibt.
- Zwischen den Yoga-Übungen ist die Praxis von Śavāsana hilfreich.
- Yoga-Übungen sollten mit leeren oder nur leicht gefülltem Magen ausgeführt werden.
- Kriyās und Prāṇāyāma sollten zunächst unter gewissenhafter Anleitung gelernt werden, bevor man allein zu praktizieren beginnt.
- Regelmäßig zu üben ist wichtiger als die Intensität der Praxis. Wählen Sie eine Übungsreihe, die wenig Zeit benötigt, und so eher zur regelmäßigen Übung wird.
- Wenn es eine längere Unterbrechung der Yoga-Praxis gibt, ist es angebracht, auf einer einfachen Ebene wieder zu beginnen.
- Eine Kombination von anderen Übungen mit Yoga kann von größerem Nutzen sein, doch sollte ihre Praxis getrennt gehalten werden.
- Mäßigung ist ein Grundprinzip im Yoga. Es ist sowohl auf die Übungen als auch auf die Ernährung anwendbar.

4. DER GESUNDHEITSBEGRIFF DES YOGA

Der Gesundheitsbegriff des Yoga (Ārogya) bezieht sich auf die körperliche und insbesondere auf die mentale Ebene.
Ārogya bedeutet „das Fehlen von Störungen“.

Körper und Geist sind im Yoga zwei Aspekte einer Einheit. Ethymologisch betrachtet heißt “Yoga“ Integration. Integration der Persönlichkeit mit all ihren Aspekten: Körper, Geist und Spiritualität. In der Yoga-Literatur werden sowohl die Störungen beschrieben, die der Integration oder Samādhi im Wege stehen, als auch die Mittel, die beim Ausgleich dieser Störungen helfen.

Bei Patañjali finden wir folgendes Schema:

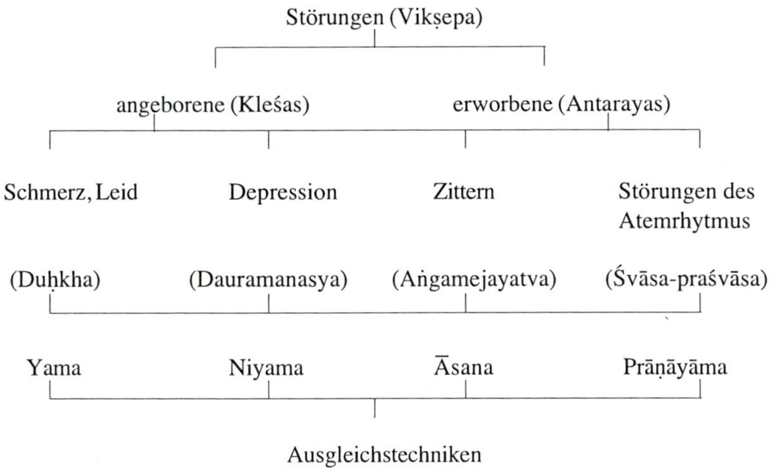

Da wir das allgemeine und soziale Umfeld oft nicht verändern können, müssen wir uns geeigneter Mittel bedienen, die uns vor einem Ungleichgewicht schützen. Patañjali legt in seinen Sūtras einen ganzheitlichen Gesundheitsbegriff nahe: die Vereinigung des Mikrokosmos Mensch mit dem Makrokosmos und schlägt eine Lebensweise nach den Regeln von Yama und Niyama bei gleichzeitiger Praxis von Āsana und Prāṇāyāma vor.

Auch die Internationale Gesundheitsorganisation definiert Gesundheit positiv als körperliches, mentales und soziales Wohlbefinden. Dieser Zustand ist mehr als das Fehlen von Krankheit. Es ist die Entwicklung der Vitalität, die zum Glück führt.

Der Organismus braucht Bewegung, um gut zu funktionieren. Die Bewegung alleine ist jedoch nicht ausreichend, denn wir bewegen uns unentwegt und leiden trotzdem an Krankheiten. Nach westlicher Auffassung werden Körperübung und mechanisches Bewegen verschiedener Körperteile gleichgesetzt. Das mechanische Ausführen der Übungen reicht aber nicht aus, um gesund zu werden. Jede Bewegung muß einen Zweck haben. Bewegungen, die den Körper und die verschiedenen Organe vitalisieren, sind Yoga-Übungen. Sie umfassen körperliche Bewegungen, beinhalten jedoch auch psychische Aspekte.

Die Körperübung basiert auf verschiedenen Handlungen, die zur Ausführung einer Bewegung führt. Gibt es bewegungslose Übungen? In den letzten Jahren wurden Yoga-Haltungen und isometrische Übungen untersucht, die keine Bewegung erfordem, jedoch eine positive Wirkung auf den Körper haben. Sind Āsanas Übungen? Patañjali kennzeichnet die Āsana-Praxis durch zwei Begriffe „stabil und angenehm". Da es sich um statische Haltungen handelt, scheint der Übungsbegriff falsch zu sein, doch führen diese Haltungen zur Verbesserung der Organfunktionen.

Die Gesundheit hängt von zwei Faktoren ab:

- Beweglichkeit und Kraft der Wirbelsäule
- harmonisches und effizientes Funktionieren der Bauchorgane

Bei rein sportlichen Übungen wird nur der Muskelappparat und nicht die Funktionsfähigkeit der Organe beeinflußt. Āsanas üben sowohl eine Wirkung auf die inneren Organe aus als auch auf die Beweglichkeit der Wirbelsäule.

Die Flexibilität wird durch Dehnungen, Rück-, Vor- und Seitbeugen und Drehungen erhöht. Vergleichbare Effekte werden durch andere Übungsweisen nicht erzielt.

Die Haṭha-Yoga-Übungen zielen im Gegensatz zu anderen körperlichen

Aktivitäten darauf ab, die Funktion einzelner Organe wie der Bauchspeicheldrüse, der Leber, der Milz, des Darms, der Atemwege, der Drüsen und des Nervensystems zu verbessem. Uḍḍiyāna zum Beispiel verbessert die Funktion der Bauchorgane und des Kreislaufs.

Auf energetischer Ebene ist die Yoga-Praxis bei geringstem Energieverbrauch mit größter Rentabilität, mit höchstem Gewinn verbunden. Werden die Yoga-Übungen nach den Prinzipien von Pantañjali ausgeführt, so rufen sie keine Müdigkeit hervor, sondem steigern die Vitalität. Bei sportlichen Aktivitäten ist der Energieverbrauch hoch, man fühlt sich nachher müde. Außerdem können nach sportlicher Betätigung Nebenwirkungen wie eine erhöhte Produktion von Giftstoffen, sowie Schmerzen und Anspannungen eintreten. Wir scheinen körperlich gesund zu sein, sind jedoch nervlich angespannt. Für unsere Gesundheit ist auch Entspannung wichtig. In Āsanas lernen wir, den Körper zu entspannen, wodurch sich automatisch auch das Nervensystem und der Geist entspannen.

Im westlichen Kulturbereich sind Störungen des inneren Gleichgewichts häufig anzutreffen. Die Yoga-Praxis stimuliert das vegetative Nervensystem und stellt somit das emotionale Gleichgewicht wieder her.

Da es im Yoga auf die Praxis ankommt, ist es wichtig, regelmäßig und ausdauernd zu üben. Die Wege zur Erreichung des Gesundheitszustandes sind vielfältig. „Körperliche" Übungen führen zu einem physischen und psychischen Gleichgewicht. Glück und Freude werden erfahrbar, und wir nähern uns geistiger Gesundheit. Erst wenn der Körper keine Last mehr darstellt, kann von geistiger Gesundheit gesprochen werden.

Wenn es im Yoga um Gesundheit geht, ist darunter immer die Integration dieser drei Aspekte zu verstehen.

4.1 WISSENSWERTE FAKTEN ÜBER GESUNDHEIT UND FITNESS

- Gesundheit und Fitness sind nicht statisch, sondem befinden sich in steter Veränderung. Für beide gilt das Sprichwort „Wer rastet, der rostet".
- Gesundheit und physische Fitness hängen ab vom Alter, vom Geschlecht und vom Beruf.
- Gesundheit und Fitness können nur durch ausgewählte Übungen erhalten werden.
- Das ausgesuchte Übungsprogramm kann sich von Mensch zu Mensch unterscheiden.
- Bei der Praxis sind immer die eigenen Grenzen zu beachten.
- Nicht die Quantität sondem die Qualität der Übungen ist bedeutsam.
- Gesundheit und Fitness hängen in erster Linie von der Verfassung der Wirbelsäule und der Funktionstüchtigkeit der lebenswichtigen Organe im Rumpf ab, nicht aber von den Skelettmuskeln.
- Die Leistungsfähigkeit der Muskeln, die die Gesundheit der Organe bestimmen, ist durch einen optimalen Tonus dieser Muskeln bedingt.

5. DIE PHYSIOLOGISCHEN GRUNDLAGEN DER YOGA PRAXIS

DIE WIRBELSÄULE

Ein altes orientalisches Sprichwort sagt:
„Der Mensch ist so alt wie seine Wirbelsäule“.
Die Wirbelsäule des Fötus und des Kindes vor der Einnahme der aufrechten Haltung weist eine einzige weiche Kurve auf. In der medizinischen Fachsprache wird diese Wirbelsäulenkrümmung Kyphose genannt (dorsale Kyphose). Durch die Belastung des Sitzens und Stehens entwickeln sich die einzelnen Krümmungen in der oberen und unteren Wirbelsäule, die Lordosen der Hals- und Lendenwirbelsäule (cervikale und lumbale Lordose). Eine gesunde Wirbelsäule besteht aus drei leichten Kurven: die Lordose der Halswirbelsäule, die Kyphose der Brustwirbelsäule und die Lordose der Lendenwirbelsäule.

Aufgrund von Fehlhaltungen leiden viele Menschen im Laufe ihres Lebens an Hohlkreuz- oder Ischiasschmerzen und Schmerzen in der Halswirbelsäule, die bis in die Arme ausstrahlen können (verstärkte Kyphose = runder Rücken, Skoliose = seitliche Verkrümmung der Wirbelsäule). Eine falsche Haltung führt zu Statikproblem, Schmerzen und funktionalen Schwächen oder Mängeln.

Körperpflegende Āsanas haben die Funktion, die Schwächen der Wirbelsäulenmuskulatur auszugleichen und gleichzeitig die Beweglichkeit der Wirbelsäule zu erhöhen. Dadurch kann der Degenerationsprozeß aufgehalten werden. Die Ausführung der Āsanas muß jedoch genau sein. Alle Schritte sind zu berücksichtigen. Werden bestimmte Schritte übersprungen oder verweilt man zu lange in einer Haltung, so können ungeschützte Abschnitte der Wirbelsäule geschädigt werden, wenn dort eine Schwäche oder eine zu starke Muskelanspannung besteht.

Läßt man in Brahma-Mudrā den Kopf mit aufrechter Wirbelsäule passiv nach hinten sinken, wird die Nackenmuskulatur durch Dehnung der vorderen Halsmuskeln entspannt. Geht die Haltung jedoch von einer Wirbelsäule mit verstärkter Krümmung aus, so wird der Krümmungsradius der

Halswirbelsäule sehr klein. Dies erhält und erhöht die Anspannung der Hebemuskeln des Kopfes. Dann können stechende Schmerzen in der Wirbelsäule auftreten, Nerven- oder lokale Muskelschmerzen. Bei aufrechter Wirbelsäule ist der Krümmungsradius größer, und der Kopf kann passiv, ohne Muskelanspannung, sinken. Auf diese Art wird die Beweglichkeit der Halswirbelsäule erhöht. Dies macht deutlich, wie wichtig es ist, den entsprechenden Anweisungen sehr genau zu folgen und dem Aufbau genügend Zeit zu widmen. So werden Fehler vermieden, die für jemanden, der an einer Fehlhaltung oder Krankheit leidet, schwerwiegende Folgen haben können.

Bei richtigem Ausführen der Āsanas sollten weder Schmerzen noch unangenehme Gefühle auftreten. Der Schmerz zeigt uns eine schlechte Ausführung der Haltung. Es gibt jedoch kleine Schmerzen, die noch als „angenehm" zu bezeichnen sind. Sie treten bei der Dehnung vorher unbewegter oder steifer Körperteile auf. Diese Schmerzen vergehen nach der Dehnung. Ein krankhafter Schmerz verstärkt sich jedoch und zwingt zum Abbruch der Übung. Die Haltung muß dann verändert oder ganz gemieden werden, bis ein erfahrener Lehrer die Schmerzursache und ihre Bedeutung erkennen kann. Da die Wirbelsäule alle Bewegungsabläufe beeinflußt, gilt ihr bei der Untersuchung der Yoga-Praxis besondere Aufmerksamkeit.

DIE ATMUNG

Die Aussage „ein Mensch ist so alt wie seine Wirbelsäule“ kann ergänzt werden durch „und so jung wie seine Atmung“.
Die Atmung ist die grundlegende Funktion des Lebens. Zu leben bedeutet zu atmen, sowohl auf Körper- als auch auf Zellebene. Deswegen spielen die Atemübungen im Yoga eine besondere Rolle.

Die Atmung ermöglicht eine Reihe von sehr wichtigen Funktionen:

- Sauerstoffaufnahme
- Abgabe von Kohlendioxid
- Wasserausscheidung
- Temperaturkontrolle
- Ausscheidung von Giftstoffen (z. B. Alkohol)
- Kontrolle des ph-Wertes des Körpers
- Aussprache der Wörter durch das Resonanzorgan: Kommunikation
- Ausdruck des emotionalen Zustandes: Weinen, Seufzen, Lachen

Außerordentliche Bedeutung kommt dem Zusammenhang von Atmung und emotionalem Zustand zu. Wenn die Atmung durch Gefühle verändert wird, ist es auch möglich, durch die Kontrolle der Atmung auf den emotionalen Zustand Einfluß zu nehmen.

Über die Atmung wird dem Gewebe durch die Ventilation und die Durchblutung der Lungen Sauerstoff zugeführt. Die Ventilation erfolgt durch die Bewegungen bestimmter Luftmengen mit Hilfe der Atemmuskulatur. Der Eintritt des Sauerstoffes in die Blutbahn wird durch die Durchblutung der Lungenbläschen realisiert. Die roten Blutkörperchen binden Sauerstoff, um ihn in die verschiedenen Zellen zu transportieren. Wegen der Hydrostatik in der aufrechten Haltung sind die Blutgefäße im oberen Teil der Lunge gewöhnlich leer, während die Gefäße an der Lungenbasis oft sehr voll sind. Aufgrund dieser Durchblutungsverhältnisse führt auch eine intensive Ventilation der Lungenspitzen dem Organismus wenig Sauerstoff zu, denn dort stehen nur wenige rote Blutkörperchen zum Transfer zur Verfügung. Das ist der Fall beim Sitzen und Stehen (aufrechte Wirbelsäule), beim Liegen verteilt sich das Blut auf alle Lungengefäße gleichmäßig.

Drei unterschiedliche Muskelgruppen bewegen bei der Einatmung verschiedene Luftmengen:

- Die Muskeln an der Lungenspitze, oberhalb der Schlüsselbeine, bewegen ungefähr 25ū des maximalen Atemvolumens, beim Erwachsenen ist das 1 Liter Luft pro Minute.
- Die Muskeln, die zur Brustwandatmung führen, bewegen 36ū, was ungefähr 1,8 Liter pro Minute entspricht.
- Die Zwerchfell- oder Bauchmuskeln können bis zu 39ū bewegen, was ungefähr 2,3 Liter pro Minute entspricht.

Die praktisch blutlosen Blutgefäße im Oberlappen führen nur wenig Sauerstoff zu. Die Ventilierung beträgt 25 ū des maximalen Atemvolumens, die Transportmöglichkeiten sind reduziert. Im Mittellappen-, Rippen- oder Brustbereich ist der Druck des venösen Blutes gering, erlaubt jedoch eine gute Sauerstoffaufnahme in die Blutgefäße. Gleichzeitig erlaubt die Ventilierungskapazität der Rippenmuskulatur im Durchschnitt eine Sauerstoffzufuhr von 1,8 Liter pro Minute, was 36ū des maximalen Atemvolumens ausmacht. Im Unterlappen, der dem Zwerchfell- oder Bauchbereich entspricht, sind die Lungengefäße gut mit Blut gefüllt. Gleichzeitig ist die Atemkapazität mit 39ū, das heißt 2,3 Liter pro Minute dort am größten. Der Zwerchfellbereich stellt also das optimale Atemgebiet dar, da hier sowohl Durchblutung als auch Ventilation am besten sind. Bei den alltäglichen Tätigkeiten in aufrechter Haltung wird die Zwerchfellatmung im allgemeinen nicht benutzt, obwohl sie die nützlichste und physiologisch natürlichste ist.

Das Diaphragma (Zwerchfell) ist ein Muskel, der den Brust- vom Bauchraum trennt und für die Atembewegungen verantwortlich ist. Wegen der aufrechten Haltung verläuft die Einatmung nach unten, in Richtung der Schwerkraft, deswegen ist diese Bewegung leicht auszuführen. Das Zwerchfell spannt sich an und wird eben. Die Ausatmung ist eine „positive“ Bewegung, die durch die Entspannung des Diaphragma erfolgt, das sich in Richtung des Kopfes hebt. Diese Bewegung muß wegen der aufrechten Haltung entgegen der Schwerkraft ausgeführt werden, die inneren Organe müssen dem Zwerchfell in seiner Aufwärtsbewegung folgen, was ohne eine synchrone Anspannung der Bauchmuskeln nicht möglich ist. Gewöhnlich finden wir die Rippenatmung, die nur 36ū der Vitalkapazität aufweist.

Im Yoga geht es darum, die Atemkapazität und außerdem die Durchblutung der Lungenspitzen zu verbessern. Dadurch können 60ū der gesamten verlorenen Vitalkapazität wiedererlangt werden. Diese verbesserte Atmung beeinflußt sowohl die Sauerstoffzufuhr als auch die Ausscheidung von Giftstoffen und kann später zusätzlich dazu dienen, die Gefühlsregungen zu kontrollieren.

Wird die Atmung von der Bauchmuskulatur unterstützt, dann ist die Bewegung des Diaphragma maximal, massiert das Herz und den Rest des Mittelfells. So kann die Atmung zur Verlangsamung oder Beschleunigung der Herzschläge genützt werden. Während der langsamen Atmung werden auch die Herzschläge sanfter und langsamer. Dies stellt eine der wichtigsten physiologischen Wirkungen der Atmung dar.

Die Lungendurchblutung wird dadurch verbessert, daß der Luft beim Einatmen ein Widerstand entgegengebracht wird. Obwohl im folgenden die Emotionen und die Möglichkeit ihrer Kontrolle behandelt werden, müssen wir vorher berücksichtigen, daß die Atmung durch den Gefühlszustand verändert wird. Das Atmen eines Menschen zeigt, wie unruhig oder entspannt er ist, ob er leidet oder glücklich ist.

Der interessanteste Aspekt ist jedoch, daß genau so, wie die Atmung eine Antwort auf den emotionalen Zustand darstellt, dieser wiederum von der Atmung beeinflußt wird.

1. Angst oder Beklemmungszustände:

   Die Einatmung ist intensiv und länger als die Ausatmung, doch da der Brustkorb dabei angespannt ist, kann die Ausatmung nicht vollständig sein. Während der Ausführung alltäglicher Arbeiten atmen wir meistens länger ein als aus. Deswegen befinden wir uns in einem eher erregten (Einatmung) als in einem ruhigen Zustand (Ausatmung).

2. Seufzen und Ruhezustand:

   Hier wird tief eingeatmet und ausgiebig und verlängert ausgeatmet.

3. Schlaf:

Während des Schlafes entsteht nach der Ausatmung eine Pause. Der Atemrhythmus befindet sich, bezogen auf Intensität und Dauer, im Gleichgewicht, aber die Ein- und Ausatmung werden durch verlängerte Pausen voneinander getrennt. Der gesamte Atemprozeß wird so verlängert.

4. Weinen:

Die Atmung ist hier halb willentlich gesteuert und zeichnet sich durch eine kurze und verstärkte Einatmung und eine ausgiebige und verlängerte Ausatmung aus, bei der stoßweise und entgegen einem Widerstand ausgeatmet wird. Nach dieser Atmung fühlt sich der Mensch entspannter, obwohl die Ursache des Leidens bleibt.

5. Lachen:

Die Art und Weise des Atmens ähnelt der des Weinens: einer kurzen Einatmung folgt eine lange, forcierte Ausatmung.

6. Gesang:

Die Einatmung ist kurz, die Ausatmung lang, bewußt verlangsamt, der Luftbewegung wird Widerstand entgegengesetzt. Beim gregorianischen Gesang wird so geatmet. Diese Art der Atmung ähnelt einer Atemübung im Yoga.

7. Kapālabhātī:

Ein- und Ausatmung sind von gleicher Dauer, doch ist die Kraft bei der Atmung viel höher. Die Luftabgabe wird durch die starke Anspannung der Bauchmuskeln forciert, der Brustkorb ist dabei fixiert.

8. Ujjāyī-Atmung:

Ein- und Ausatmung sind langsam, das Zeitverhältniss zwischen den Atemphasen ist 1:2. Beide Atembewegungen erfolgen entgegen einem Widerstand (Reibegeräusch in der Kehle). Beim Prāṇāyāma wird die Einatmung Pūraka, die Pause Kumbhaka und Ausatmung Recaka genannt. Doch sollten Anfanger zunächst nur die kontrollierte Ein- und Ausatmung üben.

9. Prāṇāyāma - Anuloma-Viloma:

Durch Schließen eines Nasenloches wird beim Atmen ein Widerstand erzeugt. Der ruhigen Einatmung durch das linke Nasenloch folgt eine Atempause (Kumbhaka) . Die Ausatmung durch das rechte Nasenloch ist doppelt so lang wie die Einatmung, so daß das Zeitverhältnis zwischen Pūraka - Kumbhaka - Recaka 1:2:2 beträgt. Anschließend wird durch das rechte Nasenloch wieder eingeatmet und nach Kumbhaka links ausgeatmet.

Angst- und Wutzustände zeichnen sich also durch eine starke Einatmung aus, während umgekehrt eine ausgiebige und verlängerte Ausatmung - ähnlich wie Atempausen nach der Ausatmung - zu einem Zustand der Ruhe, zu einem Wohlgefühl führen.

Weinen und Lachen sind Ausdrucksweisen, die ähnliche Wirkungen haben: den Ausgleich der emotionalen Spannungen. Beim Lachen sind die Spannungen angenehm und anregend (stimulierend-sympathisch) und führen zu einem Zustand inneren Friedens, Ruhe und Wohlsein. Beim Weinen sind die Spannungen unangenehm, werden jedoch durch einen ähnlichen Mechanismus gelöst, was zu einem Ruhezustand und einer Annahme der unangenehmen Reize führt. Zwischen diesen Atmungsarten und Prāṇāyāma liegt der Gesang. Am bezeichnendsten ist der gregorianische Gesang. Um gut zu singen, muß der Sänger ruhig sein und sich wohl fühlen. Das Zuhören führt wiederum nach ein paar Minuten zu einem intensiven Ruhezustand.

Bevor mit Prāṇāyāma begonnen wird, muß jede Art emotionaler Störung beseitigt werden. Prāṇāyāma soll in Ruhe, unter Einhaltung der Pause nach der Einatmung, ausgeführt werden. Es wirkt stark auf den Stoffwechsel ein und führt zu einem Zustand der Ruhe.

Die Einatmung geschieht durch eine aktive Bewegung, die auf Nervenanspannung beruht. Es wird Adrenalin ausgestoßen, das anregende Wirkung hat (sympathischer Tonus). Die Ausatmung ist eine passive Bewegung der Entspannung, die durch Verringerung des Adrenalinausstoßes und Anregung des beruhigenden Aspekts des vegetativen Nervensystems (Parasympathikus) eine besänftigende Wirkung hat.
Durchschnittlich atmet man während des Tages mehr Luft ein als aus. Dies führt im allgemeinen zu einem erregten emotionalen Zustand. Deshalb wird im Yoga die Ausatmung verlängert. Dabei findet ein Ausgleich im vegetativen Nervensystem statt.

Bei der Atemkontrolle helfen die Atemmuskulatur, das Zwerchfell und in geringerem Maße die Brustmuskulatur. Die Ausatmung wird von den Bauchmuskeln unterstützt, vor allem in Zusammenarbeit mit dem Diaphragma und seiner passiven Hebung während der aufrechten Haltung. Das Stärken dieser Muskelgruppen ist zur Verbesserung der Atemkapazität während der Haltungen mit einer aufrechten Wirbelsäule notwendig. Anderenfalls werden die Ausatmungen immer unzureichend sein und es wird immer Luft in der Lunge bleiben, so daß die Ventilation gering ist. Bei Krankheiten, wie Asthma oder chronischer Bronchitis, stellt die Ausatmung das Hauptproblem dar. Lernen Menschen, die an diesen Krankheiten leiden, ihr Zwerchfell, zum Beispiel durch Uḍḍiyāna Bandha zu mobilisieren und die Bauchmuskulatur einzusetzen, so erreichen sie eine intensivere Belüftung und die Krankheitssymptome werden sich beträchtlich abschwächen.

Im Laufe des Lebens wird der Brustkorb unbeweglicher, so daß die Atmung auf die Rippenatmung beschränkt bleibt. Deswegen ist es im Alter notwendig, die Atmung erneut mit Diaphragma und Bauchmuskulatur, welche nicht unbeweglich werden, ausführen zu lernen.

DAS KREISLAUFSYSTEM

Das Kreislaufsystem besteht aus einem zentralen Organ, dem Herzen, und aus Blutgefäßen (Arterien, Venen und Lymphgefäße), die das periphere System bilden. Ein Minimum an körperlicher Betätigung entwickelt den Herzmuskel und sorgt für gute Gesundheit.

Die Übungen herkömmlicher Sportarten führen jedoch nicht immer zu den gewünschten, wohltuenden Wirkungen. Der Konkurrenzgeist führt dazu, die eigenen physiologischen Grenzen nicht zu beachten, sich zu überanstrengen und sich in einen Angst- oder Streßzustand zu versetzen. Auf diese Anstrengung reagiert das Herz. Bei den Ausdauersportarten führt dies gewöhnlich zu einer übermäßigen Vergrößerung (Hypertrophie) der rechten Herzkammer (wegen der Übermenge an venösem, zum Herz zurückgeführten Blut) und bei Leistungs- und Kraftsportarten zu einer Hypertrophie der linken Herzkammer und manchmal zu erhöhtem Blutdruck.

In richtig ausgeführten Āsanas ist die Anspannung der Muskeln minimal, und das Herz wird nicht belastet. Da dies gelernt werden muß, sollten Kranke nur unter ärztlicher Aufsicht Yoga praktizieren.
Einige Herzrhythmusschwankungen (Arhythmien) können durch gezielte Yoga-Praxis gemildert werden.

Die Blutgefäße - Arterien, Venen und Lymphgefäße - bilden das System für den Bluttransport in alle Körperteile.

Die Arterien bestehen aus elastischen Muskelfasern, die sich ihrem Inhalt anpassen und den erforderlichen Druck erhalten. Da sie muskulöser Natur sind, lassen sie sich durch körperliche Betätigung beeinflussen. Anspannung und Entspannung der Muskeln, Erhöhung oder Verringerung der Menge des Hormons, das die Gefäße kontrahiert (Adrenalin), verändern und trainieren ihre Reaktionsfähigkeit. In einigen Körperteilen, wie im Kopfbereich, ist es sehr nützlich, die Arterien einem gesteigerten Druck durch Erhöhung der Blutmenge auszusetzen. Das geschieht in Umkehrhaltungen. Durch eine allmähliche Steigerung des Schädeldrucks erlangen die Arterien Kraft und Geschmeidigkeit. So kann vielen Gefäßverkalkungen (Arteriosklerosen), die im Alter auftreten, vorgebeugt werden. Menschen, die an erhöhtem

Blutdruck im Kopfbereich, an Blutung des Bindehautgewebes und an Gefäßschwäche leiden, sollten diese Üungen selbstverständlich auf keinen Fall praktizieren. Im Falle von Lebererkrankungen und bei ungeübten oder älteren Menschen ist ebenfalls Vorsicht geboten.

Der Blutfluß in den Venen, vor allem der unteren Extremitäten, kann durch Umkehrhaltungen verbessert werden. Die Schwerkraft wirkt hier unterstützend.
Im Osten sitzen Menschen oft mit gekreuzten Beinen auf dem Boden oder auf einem Kissen. Sie haben selten Krampfadern, denn der Druck in den Blutgefäßen ist in dieser Haltung gering.
Ähnliches geschieht mit dem lymphatischen System durch die Veränderung der Haltung und der Wirkung der Schwerkraft in Umkehrhaltungen. Ardha Halāsana ist eine Haltung, die die Entwässerung (Drainage) der Lymphknoten in den Beinen fördert. Durch die Ausführung von Mudrās wird Druck auf Nervengeflechte ausgeübt, was Körperteile belebt, die vorher wegen mangelnder Muskelbewegung nur schlecht durchblutet waren.

Folgende positive Wirkungen auf den Kreislauf können zusammengefaßt werden:

- Ausgleich von erhöhtem Blutdruck
- Verbesserung einiger Arten vom Herzrhythmusstörungen (ärztliche Kontrolle!)
- Verbesserung der Herzfunktion ohne Risiken oder Entstehung von Hypertrophien
- Verbesserung der Durchblutung der Extremitäten, der Lunge und des Gehirns
- Verbesserung des Rückflusses von venösem Blut, besonders aus den Beinen
- Allgemeine Verbesserung der Funktion des lymphatischen Systems.

DER MUSKELTONUS

Das Phänomen des Muskeltonus ist sehr komplex, hat jedoch im Yoga große Bedeutung. Jede Art von Bewegung erfolgt aufgrund von Anspannung und Entspannung verschiedener Muskelgruppen.

Die Befehle stammen aus den motorischen Zentren in der Hirnrinde, die die Ausführung einer Bewegung durch einen der sogenannten erregenden Übermittlerstoffe (Transmitter) anordnen.
Jede Bewegung setzt ständige Korrektur und Kontrolle der zu benützenden Muskeln voraus. Beim Einfädeln z. B. müssen nicht nur visuelle Eindrücke (Fadenende und Nadelöhr), sondern auch Fingerdruck, Haltung der Wirbelsäule, des Nackens und die allgemeine Körperhaltung wahrgenommen und kontrolliert werden. Dazu gibt es ein Koordinationszentrum im Kleinhirn und ein Gewebe innerhalb der Muskelfaser, das dieses Zentrum über den Zustand der Spannung in den Muskeln informiert. Danach werden die Muskelbewegungen vom Kleinhirn angeordnet. Das vorher erwähnte Gewebe im Inneren des Muskels ist unter dem Namen Muskelspindel bekannt und besteht aus kleinen elastischen Fasern. Wegen ihrer Spiralform kann die Muskelspindel in gedehntem Zustand dem Kleinhirn mehr Informationen liefern als im zusammengezogenen.

Die Rede von den fünf Sinnen wird in der Physiologie und im Yoga durch den sechsten Sinn ergänzt: die Fähigkeit, die Position und den Zustand eines Muskels ohne Hilfe der fünf anderen Sinne wahrzunehmen. Auf diese Art informieren uns die Muskelspindeln und das Kleinhirn unentwegt über die Haltung und den Zustand jedes Körperteils, auch wenn unsere Augen geschlossen sind. Die Muskelspindeln sind außerdem für die Koordination der Muskelbewegungen verantwortlich, das heißt für die Bewegung der gleichsinnig arbeitenden Muskeln (Synergisten), und die gleichzeitige Entspannung der entgegenwirkende: Muskeln (Antagonisten). Ziehen sich die ersten zusammen, so dehnen sich die anderen. Die Synergisten dienen zur Ausführung einer Bewegung, die Antagonisten bremsen die Bewegung ab, wenn sie beginnen, sich zusammenzuziehen.

Zusammenfassend haben die Muskelspindeln folgende Funktionen:

- Sie gewährleisten den angemessenen Spannungszustand eines jeden Muskels.
- Sie veranlassen die Bewegung der Synergisten.
- Sie veranlassen die Entspannung der Antagonisten.
- Sie leiten durch das Kleinhim Informationen über die Position einzelner Körperteile ins Gehirn weiter.
- Sie erhalten den in jeder Situation notwendigen Muskeltonus.

Die Mindestanspannung der Muskulatur im Ruhezustand wird Muskeltonus genannt.

Der „Anspannungsgrad" hängt von vielen Faktoren ab und stellt eine Reaktion, einen Reflex auf verschiedene Reize dar, die durch das retikulare Gewebe, die Sehrinde des Gehims integriert werden. So verringert sich der Muskeltonus während des Schlafs auf sehr niedrige Werte. In einer Angriffs, Alarm- oder Fluchtsituation spannen sich alle Muskeln an, unabhängig von den Bewegungen, die sie dann ausführen. Ein erhöhter Muskeltonus zeigt einen Alarmzustand im Gehirn an, durch welchen eine Streßsituation, ein Alarm- oder ein Müdigkeitszustand entsteht. Ein niedriger Muskeltonus zeigt einen Ruhezustand oder einen Schwächezustand an. Eine nervöse oder ängstliche Person hat einen hohen Muskeltonus (die Muskeln sind hart, die Bewegungen schlecht kontrolliert) und entwickelt leicht unbegründete Spannungs- oder Angstzustände.
Wegen diesem Zusammenhang wird im Yoga nicht nur an der Korrektur der Wirbelsäulenhaltung gearbeitet, sondern auch daran, den allgemeinen Muskeltonus zu „korrigieren" oder zu „erziehen":

Yoga führt zu Gleichgewicht und Harmonie, indem es Menschen mit erhöhtem Muskeltonus (Hypertonie) entspannt und Menschen mit einem herabgesetzten Muskeltonus (Hypotonie) stimuliert. Durch Dehnung der Muskeln werden die Muskelspindeln trainiert. Diese Dehnung unterscheidet Yoga von der Gymnastik.

ANDERE APPARATE UND SYSTEME

So wie Atmung, Kreislauf und Wirbelsäule durch die Yoga-Praxis positiv beeinflußt werden, können die Wirkungen des Yoga auf die anderen Teile des Organismus und eine allgemeine körperliche und seelische Harmonie des Körpers festgestellt werden. Yoga beeinflußt die Drüsensekretion, die Blutbildung - besonders der roten Blutkörperchen -, die Motorik, das Immunsystem, die Geschlechtstätigkeit, das zentrale und autonome Nervensystem, den Verdauungsapparat, die Temperaturregelung, etc. Auf allen diesen Ebenen können die positiven Wirkungen der Yoga-Übungen den Praktizierenden zu allgemeiner Harmonie und mehr Gleichgewicht führen.

DAS NERVENSYSTEM

Wir wissen, daß wir aufgeregt sind, weil wir die Wirkung der Gefühle spüren: beschleunigter Puls, keuchende Atmung, trockener Mund, erschwertes Schlucken, schwitzende Hände, erhöhter Herzschlag, Unterbrechung der Verdauungstätigkeit, erhöhter Blutdruck, aufgerichtete Körperhärchen, usw.. Dieser Reaktionsmechanismus - auch unter dem Namen Angriffs- oder Fluchtverhalten bekannt - ist nichts anderes als die Vorbereitung des Menschen auf eine Alarmsituation.

Beim Nervensystem sind zwei verschiedene komplementäre Funktionen berücksichtigen: das vegetative und das zentrale Nervensystem.

Das vegetative Nervensystem

Das vegetative Nervensystem ist für das innere Gleichgewicht des Menschen verantwortlich und übt seine Funktion durch eine Reihe genetisch festgelegter instinktiver Reaktionen aus, die zur Temperaturkontrolle, zur Kontrolle des Spurenelement- und Mineralstoffgehalts, der Hormonausschüttung, des Drucks in den Arterien, des Blutzucker- und Cholesterinspiegels, des Sauerstoff- und Kohlenwasserstoffgehalts dienen. Außerdem werden die automatischen, unwillkürlichen Bewegungen der Organe: Herzschlag, Darmbewegung, Drüsensekretion, etc. geregelt. Das vegetative Nervensystem funktioniert wie eine Nervenkette, die zwei chemische Übermittlerstoffe zur Verfügung hat: Adrenalin und Azetylcholin. Wenn die Ausschüttung des einen Hormons angezeigt wird, wird die Menge des anderen verringert und umgekehrt. Das anregende System, das Adrenalin als

Übermittlerstoff benützt, wird sympathisches Nervensystem und das beruhigende, das Azetylcholin benutzt, parasympathisches Nervensystem genannt.

Einige Wirkungsbereiche des vegetativen Nervensystems:
- das sympathische und das parasympathische Nervensystem
- Blutdruck und Herzschlagfrequenz
- Atmungsfrequenz
- Stoffwechsel
- Muskeltonus
- Verdauungsapparat und Magensaftsekretion
- Pupille
- Geschlechtsorgane
- Handschweiß
- geistige Konzentration und Schlaf

Auf jeden wie auch immer gearteten äußeren Reiz reagiert das vegetative Nervensystem mit einem Flucht-, Angriffs- oder Schutzverhalten, indem es das sympathische oder das parasympathische Nervensystem stimuliert.

Jeder Mensch reagiert abhängig von seinen individuellen Eigenschaften. Reagiert er auf Aggression auf „sympathische" oder „anregende" Art mit Adrenalinausstoß, so steigt sein Blutdruck, sein Herzschlag beschleunigt sich, er wird kurzatmig, seine Hände schwitzen, sein Gesicht errötet und seine Muskeln sind angespannt.
Eine Person, die auf „parasympathische" oder „beruhigende" Weise mit Azetylcholinausstoß reagiert, hat ein blasses Gesicht, einen niedrigen Blutdruck, der sogar zum Bewußtseinsverlust führen kann, neigt zum Urinausstoß, etc. Jeder von beiden erlebt die Reaktion seines vegetativen Nervensystems.

Das zentrale Nervensystem

Das zentrale Nervensystem ist für die Willkürmotorik verantwortlich und reagiert bewußt auf die verschiedenen Lebenssituationen. Das zentrale Nervensystem informiert jedoch vor der Durchführung einer Tätigkeit das vegetative Nervensystem, damit dieses die inneren Voraussetzungen dafür schafft. Die individuellen Reaktionen des vegetativen Nervensystems prägen die Lebensführung so sehr, daß übertriebene Reaktionen dieses Nervensystems zu psychosomatischen Krankheiten führen können.

Die emotionalen Reaktionen können durch eine psychosomatische Erziehung des Menschen reguliert werden. Manchmal genügt eine zeitliche Distanz, damit ein Erlebnis den negativen Wert verliert und zu einem annehmbaren Erlebnis mit neutralem Wert, manchmal sogar zu einem angenehmen Erlebnis wird. Gefühle sind immer mit der Reaktion des vegetativen Nervensystems verbunden und können beeinflußt werden. Mit der Zeit erhöht sich so die Fähigkeit des Yoga-Schülers zur körperlichen und geistigen Kontrolle, so daß er Worte in eine andere Ordnung integriert und neue Situationen von einem anderen geistigen Standpunkt aus interpretiert. Hier stellt sich jedoch die Frage: „Wie kann man lernen, das Unwillkürliche zu kontrollieren?", „Wie kann man in eine automatische Steuerung eingreifen?", „Wie dieses verwickelte System von Drüsensekreten und Hormonen, von Adrenalin- oder Azetylcholinausstoß beeinflussen, um den sympathischen oder den parasympathischen Tonus zu erhöhen oder zu senken?" Das ist die Aufgabe der restlichen Haṭha-Yoga-Techniken. Bis jetzt wurde von Körperhaltungen, Āsanas, und von den Atemübungen, Prāṇāyāmas, gesprochen. Sie beeinflussen die Reaktionen des vegetativen Nervensystems. Größere Wirkung haben jedoch Mudrās, Bandhas und Kriyās.

Wenn wir die Arten der Muskelbewegungen des Organismus untersuchen, können wir sie in willkürliche und unwillkürliche einteilen. Die willkürlichen, bewußten Bewegungen werden von den Skelettmuskeln durch das zentrale Nervensystem auf bewußte Art ausgeführt. Die unwillkürlichen Bewegungen werden jedoch von glatten Muskeln der Organe, die sich an der Darm- un Magenwand, in den Bronchien und Arterienwänden und in den Drüsen befinden, ausgeführt. Sie werden vom autonomen oder vegetativen Nervensystem kontrolliert und können nicht bewußt beeinflußt werden.

Es gibt jedoch Organstrukturen, die einen gemischten Charakter haben. Sie können halbwillkürliche Bewegungen durchführen, da sie sowohl vom zentralen als auch vom autonomen Nervensystem mit Nerven versorgt (innerviert) werden. In bestimmten Grenzen können sie willentlich verändert werden. Indem wir Kontrollpunkte stimulieren, können wir zum Beispiel eine Reaktion des vegetativen Nervensystems hervorrufen und die Atmung bewußt verändern, ohne dabei die Grenzen seiner Funktionsweise zu überschreiten. Diese Kontrollpunkte befinden sich an den für die Ausscheidung zuständigen Schließmuskeln und dort, wo Muskeln die Schluckbewegungen kontrollieren.

1. Auf der Ebene der Willkürmotorik können durch die Ausführung der Āsanas die Muskelspindeln angeregt werden und somit der allgemeine Muskeltonus verändert werden.

2. Auf der Ebene der Halbwillkürmotorik kann die Atmung durch die verschiedenen Prāṇāyāmas, Bandhas und Mudrās beeinflußt werden. In Mudrās wird auf sensible Punkte des Organismus Druck ausgeübt, die sich in den Schließmuskeln und in Körperteilen mit doppelter Innervierung befinden, wie z. B. Stimmritze (Glottis), Halsschlagader und Zunge. Der auf diese Punkte ausgeübte Druck und die besondere Atemtechnik verändern die Reaktion des vegetativen Nervensystems sehr stark. Im allgemeinen wird der sympathische Tonus verringert und der parasympathische Tonus und der mit ihm verbundene Azetylcholinausstoß erhöht. Der entstehende Ruhezustand verringert Aggression und Reizbarkeit. Gleichzeitig gehen Stoffwechsel und Appetit zurück, und es wird leicht, eine angemessene zu Diät halten.

3. Auf der Ebene des autonomen oder vegetativen Nervensystems findet ebenfalls eine Beeinflussung durch Yoga statt. Die Praxis der Kriyās führt zur Stimulierung oder Dämpfung gewisser Punkte, deren Reaktio-

nen nur auf das vegetative Nervensystem zurückgeführt werden können. Die Kriyās wirken auf die Körperteile mit einer rein vegetativen Reaktion, wie zum Beispiel den Niesreflex, beim Einführen eines fremden Körpers in die Nase oder den Brechreiz, bei Berührung des Halszäpfchens oder des tiefsten Punktes des Gaumens, oder das Schwindelgefühl, bei der Stimulierung der Speiseröhre oder des Magens. So kann der Yoga-Schüler sein vegetatives Nervensystem beeinflussen.

Dieses „gewöhnt sich" auf gewisse Weise an diese Handlungen und zeigt je nach Art des Kriyās eine stärkere oder schwächere Reaktion des parasympathischen oder des sympathischen Nervensystems. Wegen der verschiedenen Wirkungen, die die Kriyā-Praxis entsprechend den individuellen Eigenschaften oder Einschränkungen auf den Einzelnen haben kann, sind sie, auch wenn für Gesunde unbedenklich, für Kranke nur unter ärztlicher Aufsicht zu empfehlen.

DER NUTZEN DER YOGA-PRAXIS

Zusammenfassend können folgende positive Wirkungen der Haṭha-Yoga-Praxis festgestellt werden:
Āsanas führen zu einer physischen und psychosomatischen Kontrolle. Sie korrigieren Fehlhaltungen der Wirbelsäule und bringen Muskeltonus und Emotionen ins Gleichgewicht.

Prāṇāyāma verbessert die Atmung im allgemeinen (Belüftung und Durchblutung der Lungen) und

- stellt einen Mechanismus der emotionalen Kontrolle dar
- stimuliert die Herztätigkeit und die periphere Durchblutung
- verändert den Tonus des vegetativen Nervensystems (die Einatmung erhöht den Sympathikus und die Ausatmung den Parasympathikus)
- erlaubt die Verringerung des Stoffwechsels, die den Einzelnen zur Erfahrung von tiefer Entspannung und mystischen Zuständen (samadhi) führen kann

Die Bandhas und Mudrās stimulieren normalerweise das parasympathische Nervensystem auf indirekte Weise durch das Stimulieren sensibler Punkte, die von beiden Nervensystemen innerviert werden.

Die Kriyās stimulieren oder bremsen die Reaktionen des vegetativen Nervensystems auf direkte Weise ab und helfen somit, die Emotionen zu verändern. Jede Technik leistet ihren individuellen Beitrag zur Integration des Ganzen. Der erste Schritt geht normalerweise von der körperlichen Ebene aus. Der Übergang zu anderen Ebenen sollte folgendermaßen erfolgen:

- die physische Ausbildung:
  in ihrem ganzen Ausmaß durch Āsanas, Prāṇāyāma, Bandhas und Mudrās.
- die emotionale Ausbildung:
  hauptsächlich durch Prāṇāyāma und Kriyās.
- die mentale Ausbildung:
  durch Prāṇāyāma, einige Mudrās und einige Kriyās.
- die geistige Ausbildung:
  durch Prāṇāyāma, Entspannung (Śavāsana) und Meditation.

Wenn der Körper kein Hindernis für die Erfüllung des Lebenssinns darstellt, entweder weil er kontrolliert wird oder weil er überwunden wurde, braucht man Āsanas nicht mehr. Dies ist der Zustand der großen Mystiker oder der schon realisierten Yogis.

Der Weg bis dahin scheint lang, doch auch „eine Reise von 1000 Meilen beginnt mit dem ersten Schritt".

6.1 DIE YOGA-ÜBUNGEN

ĀSANAS, BANDHAS UND MUDRĀS

SVASTIKĀSANA

Technik:

1. Sitzen mit ausgestreckten Beinen.
2. Das linke Bein beugen, und den linken Fuß an die rechte Leiste legen.
3. Das rechte Bein beugen und den rechten Fuß zwischen den linken Oberschenkel und die Wade legen.
5. Aufrechte Sitzhaltung, die Hände liegen auf den Knien.
6. Die Augen schließen, und gelöst in der Haltung verweilen.

Nützliche Hinweise:

- Die Zehen liegen entspannt zwischen Oberschenkel und Wade.
- Aufrechte Sitzhaltung.

Nutzen:

- Hilft, den Geist zu beruhigen.
- Angenehme Haltung, in der man längere Zeit ruhig sitzen kann. Hilfreich für Prāṇāyāma und die Meditation.

SCHNEIDERSITZ

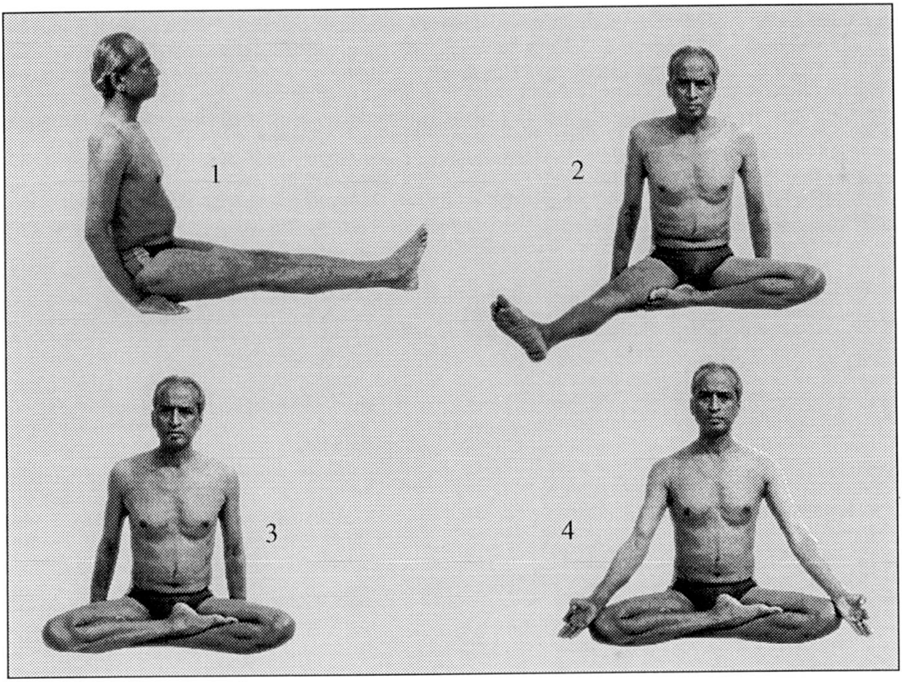

ARDHA-PADMĀSANA

Technik:

1. Sitzen mit ausgestreckten Beinen.
2. Das linke Bein beugen, den linken Fuß an den rechten Oberschenkel legen.
3. In gleicher Weise das rechte Bein beugen und den rechten Fuß auf den linken Oberschenkel legen.
4. Die Hände liegen auf den Knien.
5. Aufrechte Sitzhaltung, die Augen sind geschlossen.

Nützliche Hinweise:

- Wenn möglich sind beide Knie am Boden, nachdem die Beine gebeugt worden sind.

Nutzen:

- Bereitet auf Padmāsana vor.
- Hilft, den Geist zu beruhigen.
- Hilfreich für die Meditation und für Prāṇāyāma.

HALBER LOTUSSITZ

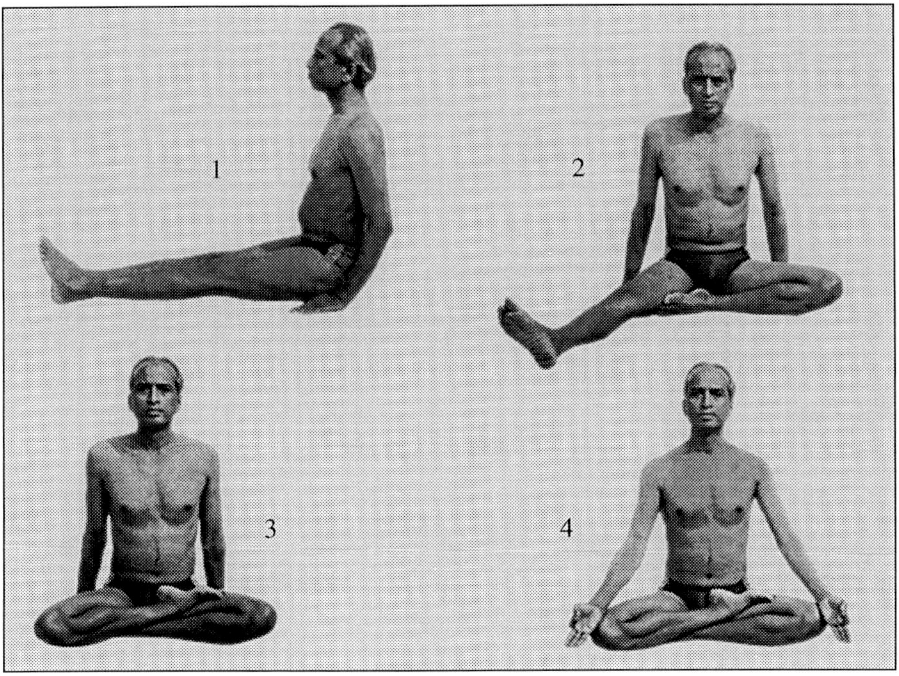

VAJRĀSANA

Technik:

1. Sitzen mit ausgestreckten Beinen.
2. Das linke Bein beugen, den Fuß unter die linke Gesäßhälfte schieben, so daß die Zehen nach innen zeigen.
3. Mit dem rechten Fuß auf der rechten Seite ebenso verfahren.
4. Die Knie nah zusammen bringen, die Hände ruhen auf den Knien.
5. Aufrechte Sitzhaltung mit geschlossenen Augen.

Nützliche Hinweise:

- Nicht auf den Fersen sitzen, die Fersen sind nach außen gedreht.
- Die Knie sind so nah wie möglich zusammen.
- Aufrechte Sitzhaltung.

Nutzen:

- Dehnt die Oberschenkelmuskulatur.
- Macht Fuß- und Kniegelenke flexibel.
- Hilfreich für Prāṇāyāma und die Meditation.

DIAMANTSITZ

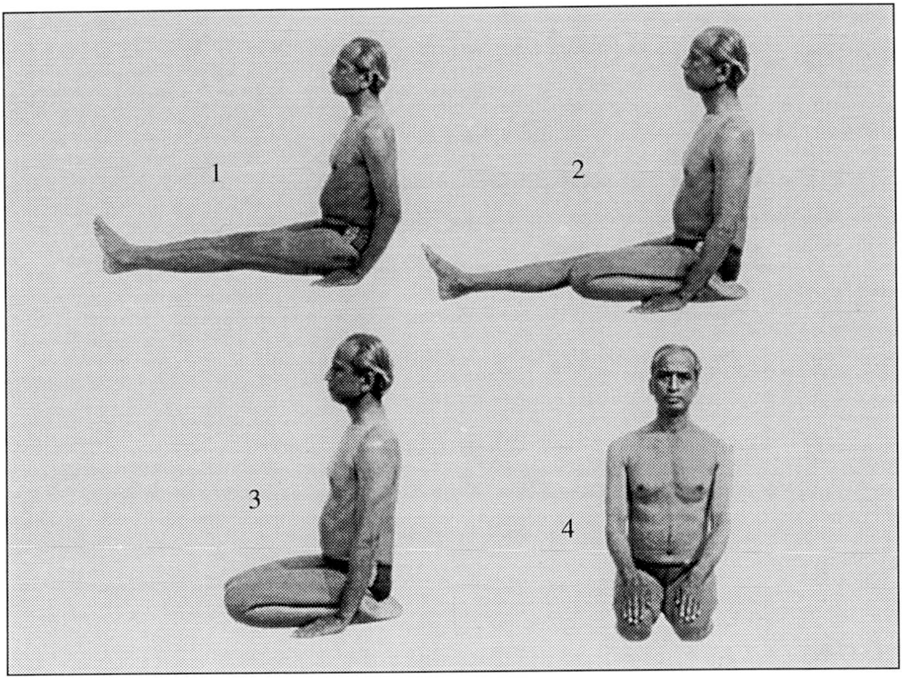

BRAHMA-MUDRĀ

Technik:

1. Sitzen in einer angenehmen Haltung.
2. Den Kopf langsam nach links drehen, dabei das Kinn über die linke Schulter bringen.
3. In die Ausgangshaltung zurückkehren.
4. Den Kopf nun langsam nach rechts drehen, und das Kinn über die rechte Schulter bringen.
5. In die Ausgangshaltung zurückkehren.
6. Das Kinn langsam heben, der Kopf sinkt nach hinten
7. In die Ausgangshaltung zurückkehren.
8. Den Kopf nach vorn beugen, dabei gleichzeitig die Halsmuskeln anspannen, und das Kinn gegen die Brust pressen.
9. In die Ausgangshaltung zurückkehren.

Nützliche Hinweise:

- Die Übung mindestens drei bis fünf mal wiederholen.
- Dabei entspannt bleiben.
- Die Schultern werden während des Übens nicht gedreht.
- Jede Stufe einige Sekunden halten, und die Dehnung spüren.
- Es ist hilfreich, die Augen wärend der Übung zu schließen.
- Die Vorwärtsbeuge auf keinen Fall bei Problemen mit der Halswirbelsäule praktikzieren (Spondylose).

Nutzen:

- Beseitigt Steifheit der Nacken
- Hilft, Beschwerden der Halswirbelsäule zu beheben.
- Beseitigt Spannungen, und trägt zum Gefühl von Entspannung bei.

BRAHMA-MUDRĀ

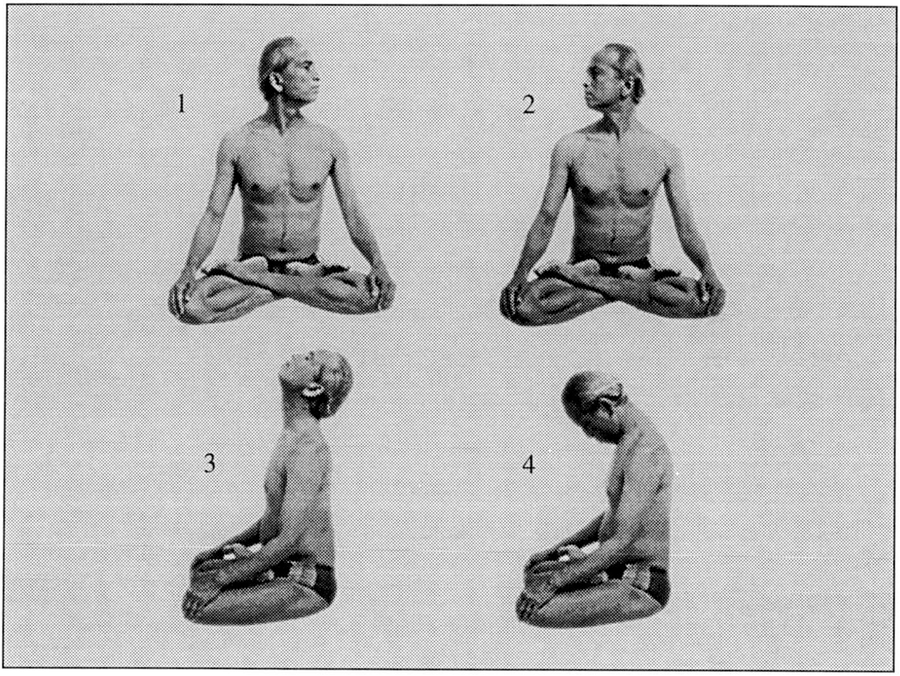

SIMHA-MUDRĀ

Technik:

1. Sitzen mit ausgestreckten Beinen.
2. Die Fußgelenke unter dem Gesäß überkreuzen.
3. Die Hände liegen auf den Knien.
4. Den Oberkörper ein wenig nach vorn lehnen, auf die Knie drücken.
5. Den Mund öffnen, die Zunge so weit wie möglich herausstrecken. Gleichzeitig die Finger spreizen, und den Blick auf die Nasenspitze oder zwischen die Augenbrauen richten.
6. Die Zunge wieder in den Mund nehmen, den Mund schließen, Blick und Finger entspannen.
7. Aufrechte Sitzhaltung.
8. Die Hände von den Knien nehmen, und die Beine ausstrecken.

Nützliche Hinweise:

- Den Kiefer weit öffnen, damit die Zunge maximal herausgestreckt werden kann.
- Die Zunge während der Ausatmung herausstrecken.
- Die Bauchdecke kraftvoll einziehen.
- Keinen übermäßigen Druck auf die Fußgelenke ausüben. Wenn das Überkreuzen der Fußgelenke zu schwierig ist, eine andere angenehme Haltung wählen.

Nutzen:

- Dehnt alle Muskeln des Körpers, besonders aber die Muskeln im Halsbereich und die des Bauches.
- Beseitigt Beschwerden bei Hals- und Mandelentzündung, etc.
- Verbessert die Funktion der Kehle und der Bauchorgane durch eine bessere Durchblutung.
- Übt eine sanfte Dehnung auf die Muskeln der Halswirbelsäule aus.

LÖWEN-MUDRĀ

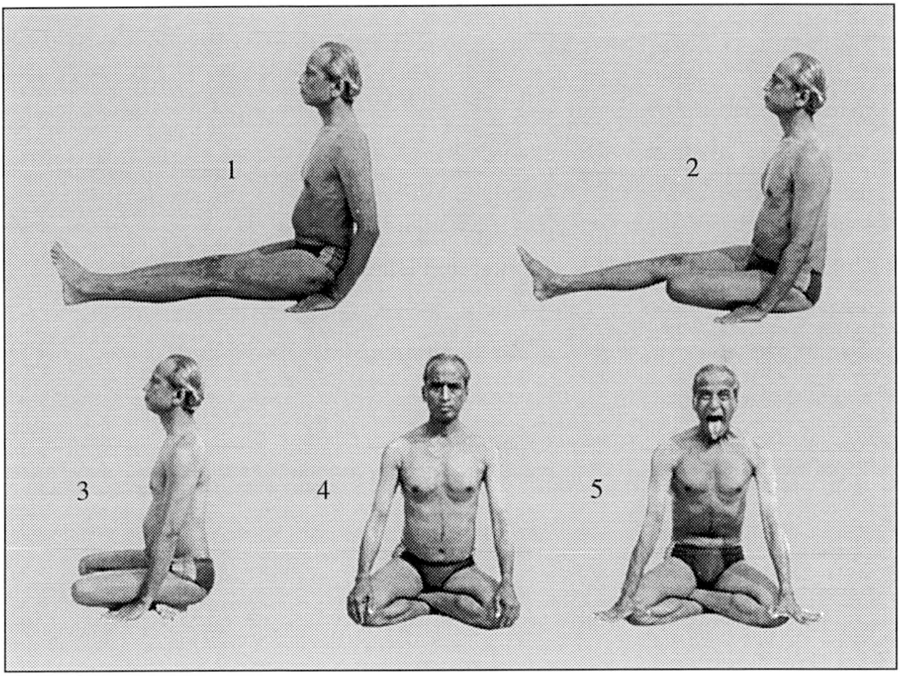

JIHVĀ-BANDHA

Technik:

1. Angenehme Sitzhaltung.
2. Die Zungenspitze hinter die oberen Schneidezähne legen, den Mund öffnen.
3. Die Zungenoberfläche gegen den oberen Gaumen pressen.
4. In der Haltung verweilen, solange es angenehm ist.
5. Den Druck der Zunge lösen und den Mund schließen.
6. Es ist zweckmäßig, die Übung einige Male zu wiederholen.

Nützliche Hinweise:

- Bei erfolgreicher Praxis kann man das Phrenum (unteres Zungenbändchen) deutlich sehen. Kann der Zungenverschluß nicht richtig gehalten werden, dann einige Zeit schnalzen üben wie die Kinder.
- Den Kiefer weit öffnen, um einen angemessenen Druck der Zunge zu erreichen.

Nutzen:

- Es handelt sich um eine ausgezeichnete Übung zur Pflege des Rachen und zur Vorbeugung von Rachenproblemen wie z. B. Mandelentzündung etc., dabei besonders empfehlenswert für Kinder.

ZUNGEN-BANDHA

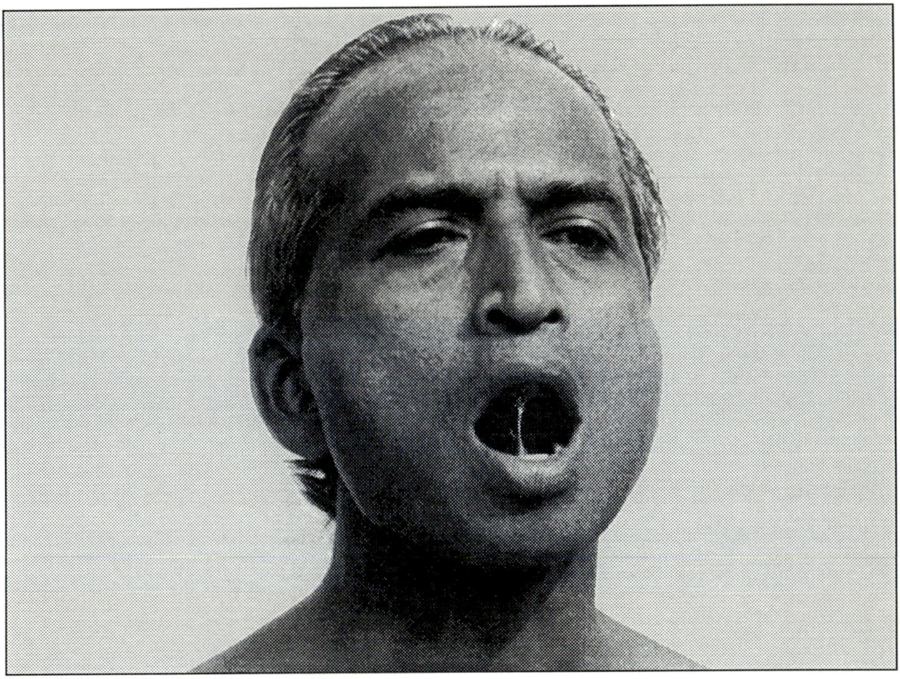

PARVATĀSANA

Technik:

1. Sitzen mit ausgestreckten Beinen.
2. Das rechte Bein beugen, den rechten Fuß in die linke Leiste legen.
3. Das linke Bein beugen, und den linken Fuß in die rechte Leiste legen.
4. Beide Arme mit einer langsamen Einatmung seitlich heben, und die Hände dicht über dem Kopf zusammenbringen.
5. Die Arme nach oben strecken und so lange in der Haltung verweilen, wie es angenehm ist.
6. Die Hände auf den Kopf zurückbringen.
7. Die Arme mit einer Ausatmung wieder herunterbringen, die Hände auf die Knie legen.
8. Die Übung einige Male wiederholen.
9. Die Beinhaltung lösen, die Beine ausstrecken.

Nützliche Hinweise:

- Wenn diese Beinhaltung zu schwierig ist, dann eine andere angenehme Sitzhaltung wählen.
- Die Arme gerade über den Kopf heben.
- Das Heben der Arme mit einer langsamen Einatmung und das Senken mit einer langsamen Ausatmung verbinden.

Nutzen:

- Beseitigt Spannungen im Nacken und Schulterbereich.
- Verbessert die Flexibilität des Brustkorbs.
- Verbessert die Atmung.

BERG-HALTUNG

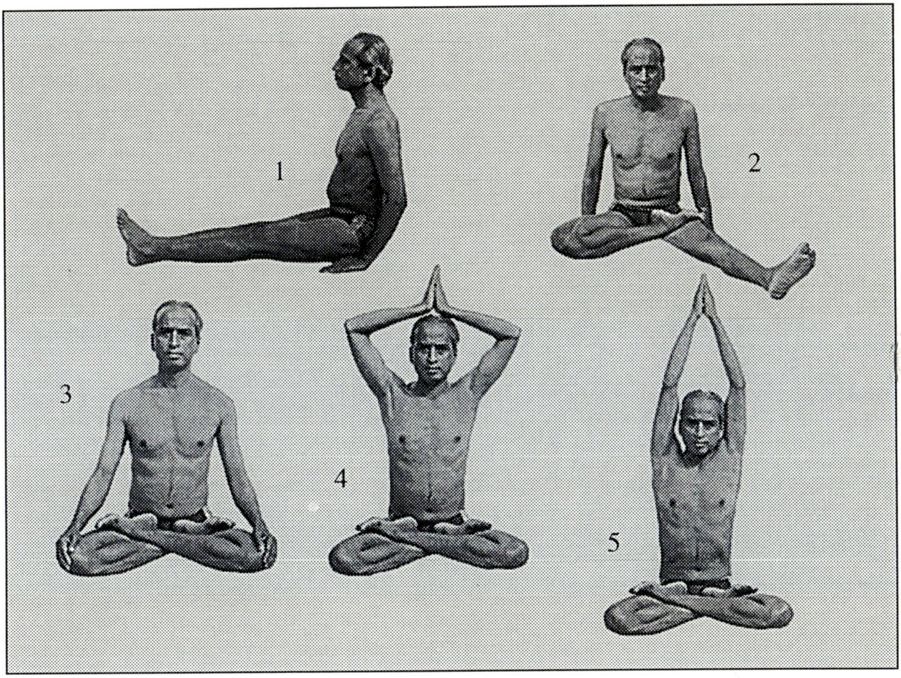

ARDHA-HALĀSANA

Technik:

1. Rückenlage, die Beine sind geschlossen.
2. Langsam das linke Bein bis in die Senkrechte heben, ohne dabei das Knie zu beugen. Das Bein dann wieder ablegen.
3. Das rechte Bein bis zu einem Winkel von 90 Grad heben, und es wieder ablegen.
4. Dann langsam beide Beine bis in die Senkrechte heben, und mit den Beinen wieder zum Boden zurückkehren.

Nützliche Hinweise:

- Die Beine abwechselnd heben, ohne sie dabei in den Knien zu beugen.
- Während des Hebens hilft es, bei 30 und bei 60 Grad innezuhalten bevor die Beine ganz in die Senkrechte gehoben werden.
- Nach ungefähr zwei Übungswochen können Sie so auch mit beiden Beinen üben.
- Die Übung so oft wiederholen, wie es angenehm ist und kein Unbehagen auslöst.

Nutzen:

- Verbessert den Tonus der Bauchmuskeln und Bauchorgane.
- Dehnt die Lendengegend und macht die Hüftgelenke flexibel.

HALBE PFLUG-HALTUNG

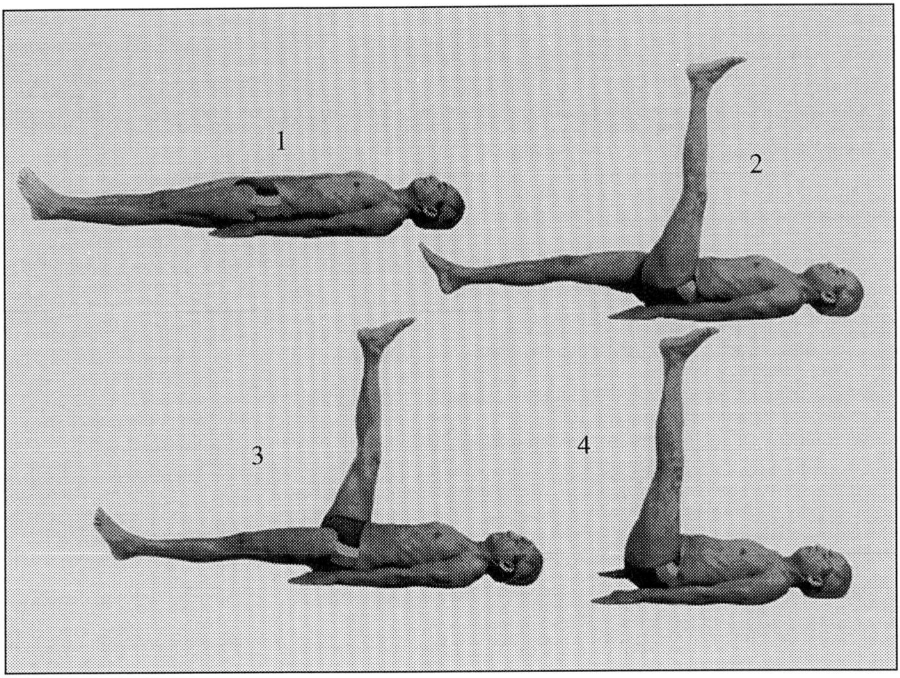

NAUKĀSANA

Technik:

1. Rückenlage, die Arme liegen am Körper.
2. Beide Beine gleichzeitig bis zu einem Winkel von ungefähr 45 Grad heben.
3. Den Oberkörper und den Kopf bis zu einem Winkel von ungefähr 45 Grad heben..
4. Die Arme nach vorn strecken, und so lange in der Haltung verweilen, wie es angenehm ist.
5. Die Arme wieder an den Seiten ablegen.
6. Oberkörper und Kopf zum Boden zurückbringen.
7. Die Beine am Boden ablegen.

Nützliche Hinweise:

- Die Beine gestreckt halten.
- Das Āsana gelöst wiederholen.

Nutzen:

- Verbessert den Tonus der Bauchmuskeln.
- Verbessert die Funktion der Bauchorgane.

BOOT-HALTUNG

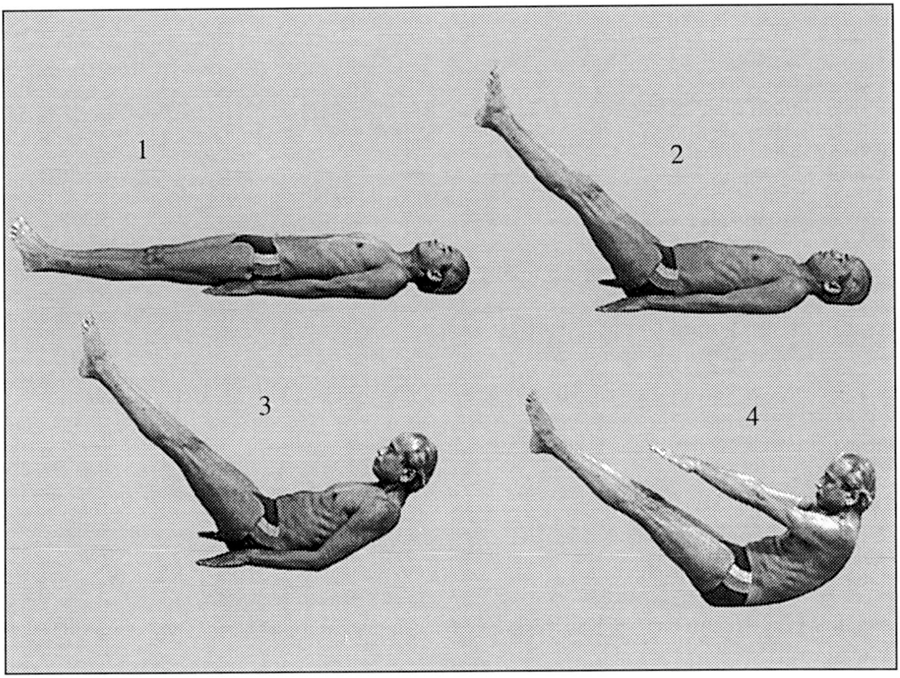

VIPARĪTA-KARANĪ

Technik:

1. Vom Sitzen in die Rückenlage kommen.
2. Langsam beide Beine bis zu einem Winkel von 90 Grad heben. Bei 30 und 60 Grad kurz innehalten.
3. Das Gesäß heben, und es dabei mit beiden Händen abstützen.
4. So lange in der Haltung bleiben, wie es angenehm ist.
5. Die Füße in Richtung Kopf senken, die Hande vom Gesäß wegnehmen, und dieses wieder auf dem Boden ablegen.
6. Die Beine ablegen.

Nützliche Hinweise:

- Viparīta-Karaṇī beginnt, nachdem zuvor beide Beine in Ardha-Halāsana gehoben worden sind.
- Das Gesäß wird gehoben, indem beide Beine in Richtung Brust geführt werden. Durch Druck der Arme gegen den Boden wird diese Bewegung unterstützt.
- Die Oberarme parallel halten, die Ellbogen laufen nicht auseinander.
- In der Endhaltung befinden Füße und Ellbogen sich in einer vertikalen Linie.
- Während der Übung normal weiteratmen
- Ruckartige Bewegungen vermeiden.

Nutzen:

- Unterstützt den Rückfluß venösen Blutes zum Herzen, wo es gereinigt wird, und verbessert den Blutkreislauf.
- Beseitigt Blutstauungen in der Bauchorganen, und verbessert deren Funktion.

HALBER SCHULTERSTAND

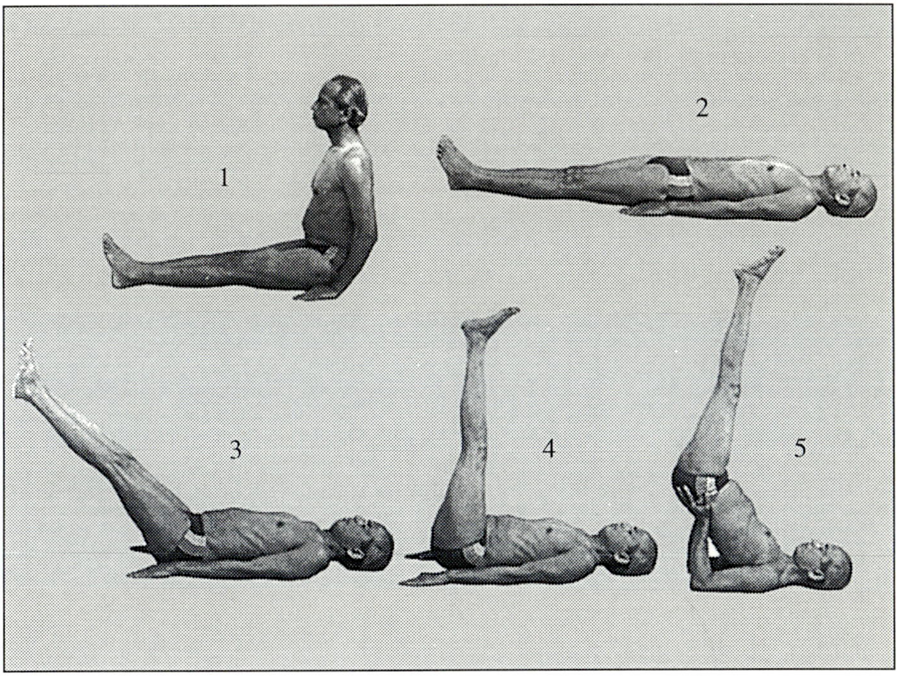

SARVĀNGĀSANA

Technik:

1. Diese Haltung baut auf Viparīta-Karaṇī auf.
2. Rückenlage.
3. Beide Beine bis in die Senkrechte heben.
4. Die Beine weiter heben und mit Hilfe der Unterstützung der Handflächen den gesamten Körper in eine vertikale Haltung bringen.
5. So lange halten, wie es angenehm ist.
6. Die Unterstützung der Hände wegnehmen, und den Körper langsam wieder am Boden ablegen.

Nützliche Hinweise:

- Den Körper aufrecht halten, während er senkrecht auf den Schultern steht.
- Mit den Händen gegen den Rumpf drücken, bis das Kinn gut in der Halsgrube ruht.
- Die Arme parallel halten, so daß die Ellbogen nicht auseinanderlaufen.
- Normal atmen.

Nutzen:

- Verbessert den Rückfluß venösen Blutes aus den unteren Körperregionen, und fördert den Kreislauf.
- Verhütet und heilt Krampfadern und Hämorrhoiden.
- Verbessert die Funktion der Schilddrüse und Nebenschilddrüsen.

SCHULTERSTAND

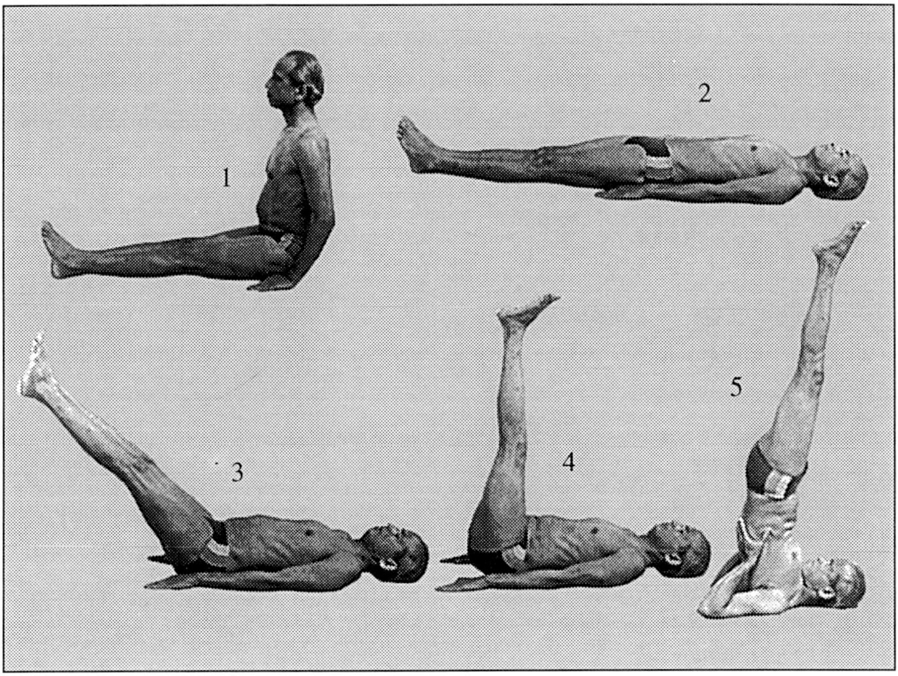

ŚĪRSĀSANA

Technik:

1. Sitzen auf den Knien.
2. Die Finger verschränken, und die Unterarme auf den Boden legen.
3. Die Kopfmitte in den Händen plazieren, und dem Kopf durch den Fingerverschluß Halt geben.
4. Die Knie vom Boden heben, und die Beine strecken.
5. Die Füße näher zum Körper heranbringen.
6. Druck auf die Ellbogen ausüben, die Bauchmuskulatur anspannen, und die Füße vom Boden abheben.
7. Die Knie gebeugt halten, die Oberschenkel heben.
8. Die Beine strecken, und dabei den gesamten Körper aufrecht halten.
9. Nach und nach durch alle voran gegangenen Stufen zurückkehren.

Nützliche Hinweise:

- Dieses Āsana sollte nur bei normaler gesundheitlicher Verfassung ausgeübt werden.
- Nicht unmittelbar nach einer kraftvollen Übung beginnen. Dem Körper ausreichend Ruhe und Entspannung nach einer kraftvollen Übung gönnen, wenn Śīrṣāsana praktiziert werden soll.
- Die Mitte der Schädeldecke am Boden aufsetzen, damit das rechte Gleichgewicht gefunden werden kann.
- Durch die verschiedenen Stufen in die Endhaltung kommen.
- Nicht zu weiteren Stufen des Āsana fortschreiten, bevor das anfangs notwendige Gleichgewicht erreicht ist.
- Alle ruckartigen Bewegungen vermeiden.
- Unter folgenden Bedingungen Śīrṣāsana auf keinen Fall praktizieren: Ohrenschmerzen, laufende Ohren, schwache Blutgefäße der Augen, hoher Blutdruck, Herzbeschwerden, etc.

Nutzen:

- Unterstützt den venösen Rückfluß, und verbessert den Kreislauf.
- Übt den Gleichgewichtssinn.
- Unterstützt die rechte Funktion der Bauchorgane.

KOPFSTAND

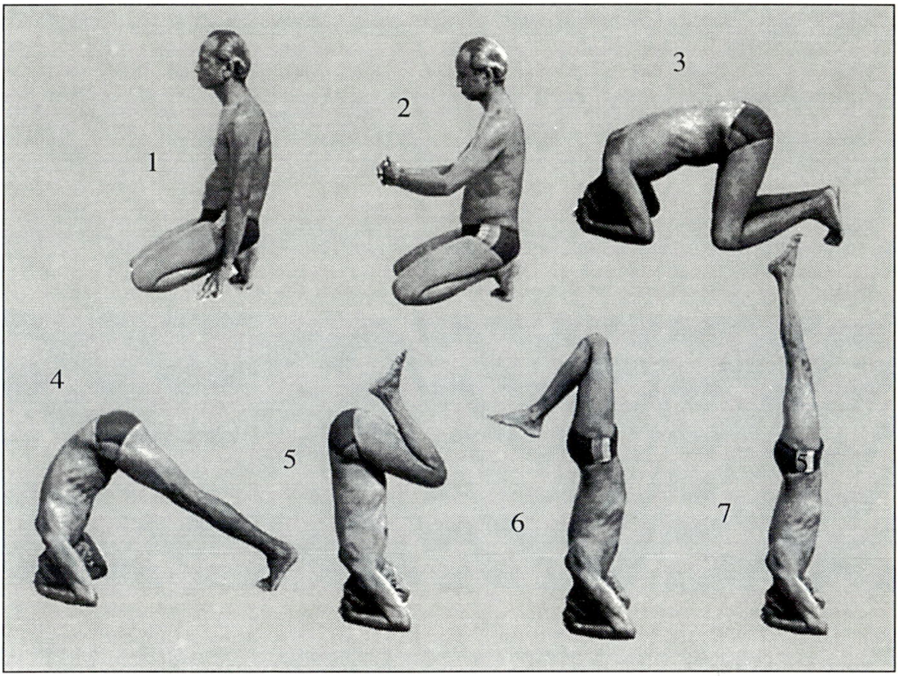

MATSYĀSANA

Technik:

1. Sitzen mit ausgestreckten Beinen.
2. Ein Bein beugen, und den Fuß auf dem anderen Oberschenkel ablegen.
3. Das andere Bein beugen, und den Fuß auf dem anderen Oberschenkel ablegen. Das ergibt den Fußverschluß (-knoten).
4. Zunächst nach hinten auf die Ellbogen abstützen, und dann den Oberkörper ablegen. Indem der Kopf nach hinten gebeugt wird, wird mit dem Rücken ein Bogen gebildet.
5. Mit den Zeigefingern die dicken Zehen halten, und so lange verweilen, wie es angenehm ist.
6. In umgekehrter Reihenfolge in die Ausgangshaltung zurückkehren.

Nützliche Hinweise:

- Wenn der Fußverschluß nicht möglich ist, die Beine den eigenen Möglichkeiten gemäß kreuzen oder mit ausgestreckten Beinen sitzen bleiben.
- Während der Rücken gebeugt wird, die Beine nicht anheben.
- Den Körper so weit wie möglich beugen.
- Die Dehnung in der Kehle spüren.
- Die Übung als Ausgleich zu Sarvāṅgāsana praktizieren.

Nutzen:

- Bringt Flexibilität insbesondere für die Halswirbelsäule.
- Verbessert die Durchblutung der Halsorgane, und trägt zur gesunden Funktion der Schilddrüse und Nebenschilddrüse bei.
- Übt einen ständigen Zug auf die Unterleibsorgane aus, und verbessert deren Funktion.

FISCH-HALTUNG

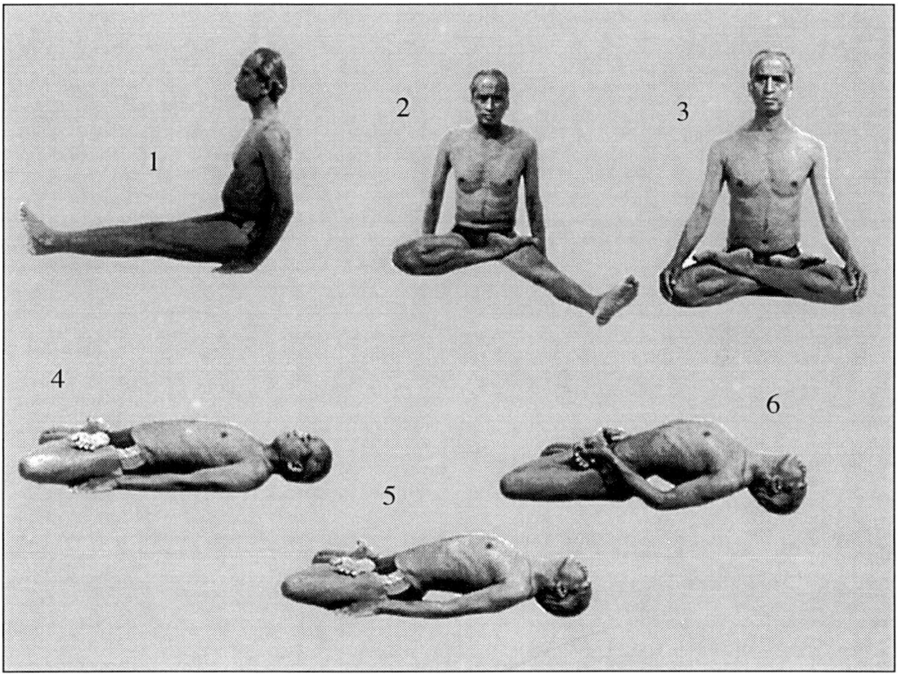

HALĀSANA

Technik:

1. Rückenlage, die Arme liegen am Körper.
2. Beide Beine bis in die Senkrechte heben, und dabei bei 30 und 60 Grad einen kurzen Moment verweilen.
3. Die Bauchmuskulatur anspannen, und so das Gesäß vom Boden abheben.
4. Die Beine in Richtung Kopf führen, und mit den Zehen den Boden nahe hinter dem Kopf berühren.
5. So lange verweilen wie es angenehm ist.
6. Aufbauend: Die Füße im Rahmen der eigenen Möglichkeiten weiter nach hinten schieben.
7. Nun auch die Arme nach hinten führen, und die gefalteten Hände dicht an den Kopf legen. Die Füße im Rahmen des Angenehmen weiter nach hinten zu führen versuchen.
8. Die Arme dann wieder an den Körperseiten ablegen, die Beine vorsichtig am Boden entlang ziehen, und in die Senkrechte zurückkommen.
9. Die Beine langsam am Boden ablegen.

Nützliche Hinweise:

- Vor diesem Āsana zunächst Ardha-Halāsana oder Viparīta-Karaṇī praktizieren.
- Wenn die Füße den Boden hinter dem Kopf nicht berühren, den Rücken mit den Händen unterstützen, und sanft gegen ihn drücken, um den Bodenkontakt der Fußspitzen zu ermöglichen.
- Die Beine nicht einfach hängen lassen, ohne den Rücken zu stützen.
- Auf keinen Fall ruckartig in die Endhaltung gehen.
- Die Dehnung nach und nach verstärken, und in der Haltung bleiben.
- Die Fußspitzen nicht mit ruckartigen Bewegungen hinter den Kopf legen.
- Die Hände erst dann hinter den Kopf bringen, wenn die vorangegangenen Schritte bequem beherrscht werden.
- Vermeiden Sie ruckartige Bewegungen.

PFLUG-HALTUNG

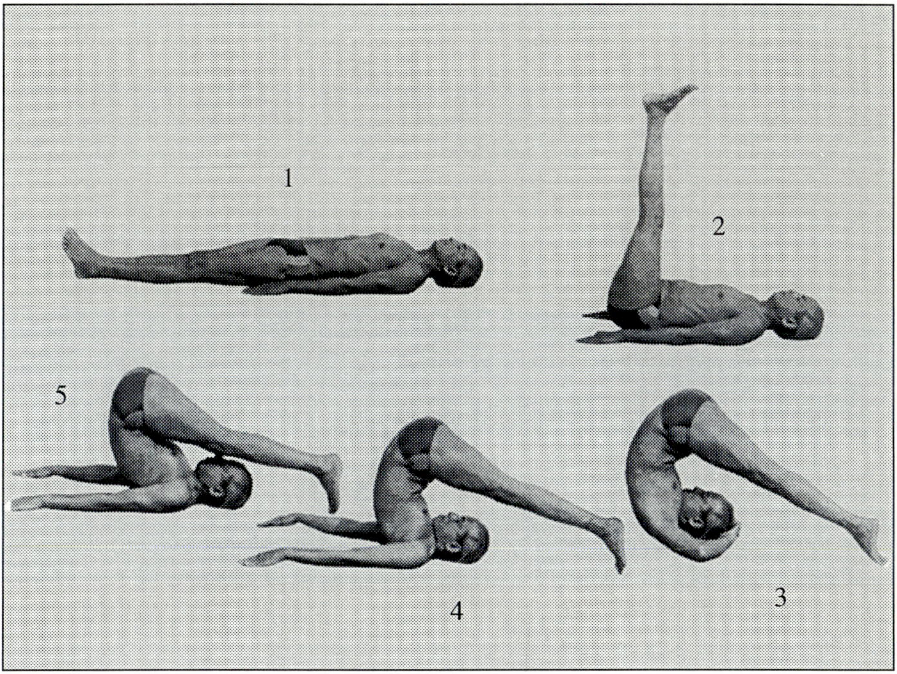

Nutzen:

- Wenn die Haltung schrittweise aufgebaut wird, ist sie ausgezeichnet, um die gesamte Wirbelsäule zu strecken.
- Sie hilft, die Körperhaltung zu verbessern und fördert die gesamte Funktionsweise der Organe im unteren Bauchraum, indem sie Blutstauungen beseitigt.

BHUJANGĀSANA

Technik:

1. Bauchlage.
2. Die Hände an den Brustseiten aufstellen.
3. Das Kinn heben und nach oben schauen.
4. Langsam den Oberkörper heben.
5. Den Oberkörper bis zur Nabelregion heben, und die Position halten.
6. In umgekehrter Reihenfolge in die Bauchlage zurückkehren.

Nützliche Hinweise:

- Den Körper nur bis zum Nabel heben.
- Die Ellbogen weder durchstrecken noch spreizen.
- Minimalen Druck auf die Hände ausüben.
- Während der Übung die Füße zusammenhalten.

Nutzen:

- Macht die Wirbelsäule geschmeidig.
- Stärkt die Rückenmuskulatur.
- Verbessert die Atemfunktion.

KOBRA-HALTUNG

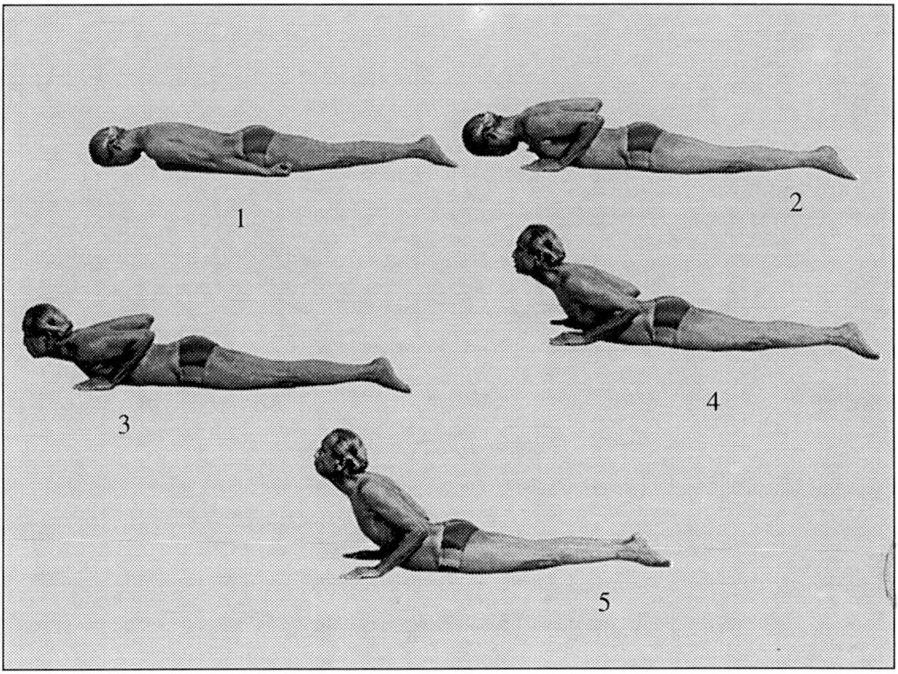

ARDHA-ŚALABHĀSANA

Technik:

1. Bauchlage mit dem Gesicht nach unten oder aufgestelltem Kinn, die Arme sind entlang des Körpers ausgestreckt.
2. Ein Bein heben, ohne es zu beugen, und verweilen, solange es angenehm ist.
3. Das Bein langsam wieder senken.
4. Das andere Bein in gleicher Weise heben, halten und wieder ablegen.

Nützliche Hinweise:

- Die Beine beim Heben nicht beugen.
- Das Bein nicht zu hoch heben.
- Beide Beckenknochen halten Kontakt zum Boden.

Nutzen:

- Verbessert den Tonus der Bauchorgane.
- Stärkt die Lendenmuskeln.
- Beseitigt Schmerzen in der unteren Rückenpartie.

HALBE HEUSCHRECKEN-HALTUNG

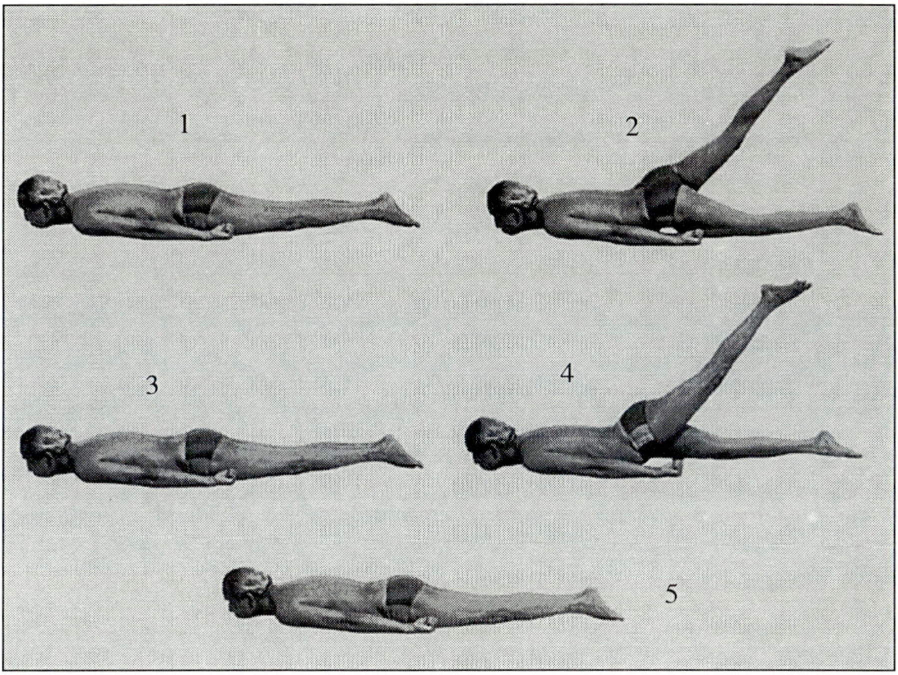

ŚALABHĀSANA

Technik:

1. Bauchlage mit dem Gesicht nach unten oder aufgestelltem Kinn, die Arme liegen entlang des Körpers, die Hände sind geschlossen.
2. Etwas einatmen und den Atem anhalten.
3. Auf die Handgelenke drücken, und beide Beine so hoch heben, wie es möglich ist.
4. Die Beine herunterbringen, und ausatmen.

Nützliche Hinweise:

- Die Beine zusammenhalten.
- Die Beine nicht beugen.
- Beim Heben ruckartige Bewegungen vermeiden.
- Vor dem Heben etwas einatmen.
- Nicht zu lange in der Endhaltung bleiben.
- Diese Haltung bei akuten Infektionen der Bauchorgane und bei einer Schwäche des Herz- und Atemsystems vermeiden.

Nutzen:

- Stärkt die Muskeln des Rückens, der Lenden und der Bauchdecke.
- Verbessert die Funktion der Bauchorgane wie Leber, Bauchspeicheldrüse und Darm.
- Verbessert die Leistungsfähigkeit der Atmung.

HEUSCHRECKEN-HALTUNG

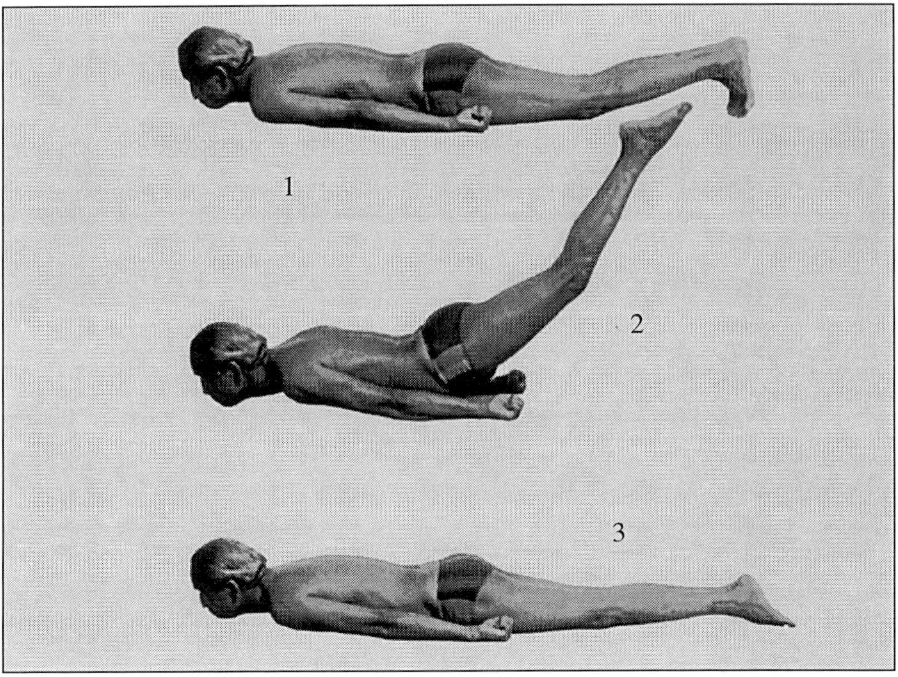

DHANURĀSANA

Technik:

1. Bauchlage mit dem Gesicht zum Boden oder aufgestelltem Kinn.
2. Die Beine beugen und die Fußgelenke fassen.
3. Etwas einatmen und den Atem anhalten.
4. Kopf, Oberkörper und Oberschenkel heben, nach oben schauen.
5. Mit Oberkörper und Oberschenkeln zurückkommen.
6. Die Fußgelenke loslassen, und die Beine ausstrecken.

Nützliche Hinweise:

- Anfänger können die Knie geöffnet lassen, um einen optimalen Bogen zu erreichen.
- Die Ellbogen nicht beugen.
- Die Beine an den Fußgelenken festhalten.
- Ruckartige Bewegungen beim Heben des Körpers vermeiden.

Nutzen:

- Verhilft zu einer flexiblen Wirbelsäule.
- Verbessert die Funktion der Bauchorgane.
- Verbessert die Lungenkapazität.
- Beseitigt überschüssiges Fett an der Bauchdecke.

BOGEN-HALTUNG

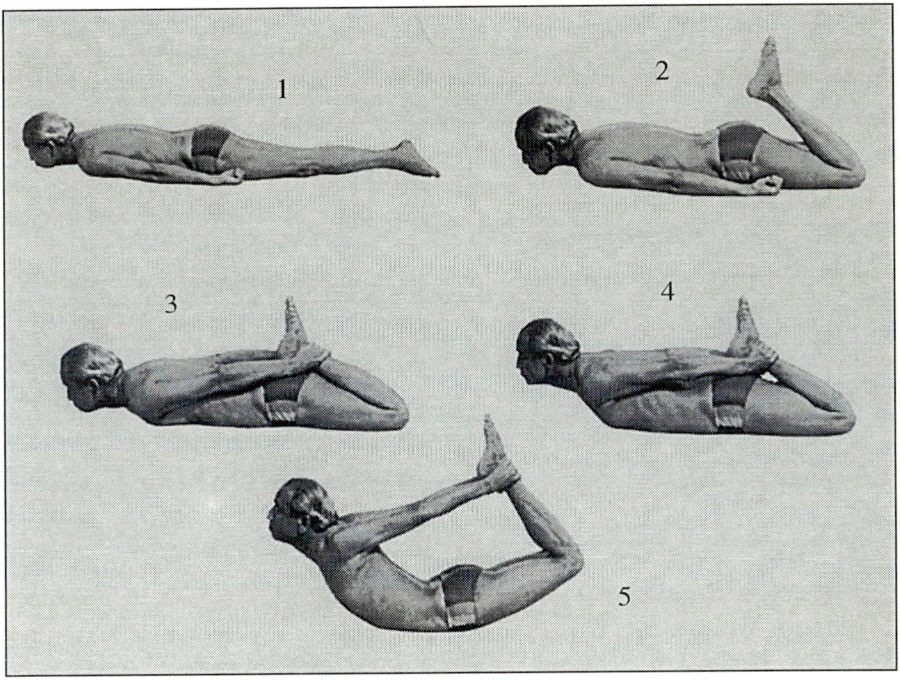

VAKRĀSANA

Technik:

1. Sitzen mit ausgestreckten Beinen.
2. Den linken Fuß neben das rechte Knie stellen.
3. Die linke Hand hinter dem Rücken aufsetzen.
4. Den rechten Arm über das linke Knie bringen, und die Hand, wenn möglich, auf dem Boden aufstellen.
5. Durch Druck des rechten Armes gegen das Knie den Oberkörper nach links drehen.
6. In der Drehung bleiben, solange es angenehm ist, und in die Ausgangshaltung zurückkehren.
7. Mit gewechselter Arm- und Beinposition die Haltung zur anderen Seite wiederholen.

Nützliche Hinweise:

- Den Fuß neben das Knie des gestreckten Beines aufstellen.
- Mit dem überkreuzten Oberarm gegen das gebeugte Bein drücken.
- Die hintere Hand in einer Linie mit der Wirbelsäule aufstellen.
- Nicht zurücklehnen.

Nutzen:

- Macht die Wirbelsäule flexibel.
- Blutstauungen in den Bauchorganen werden beseitigt und ihre Funktion verbessert.

DREHSITZ

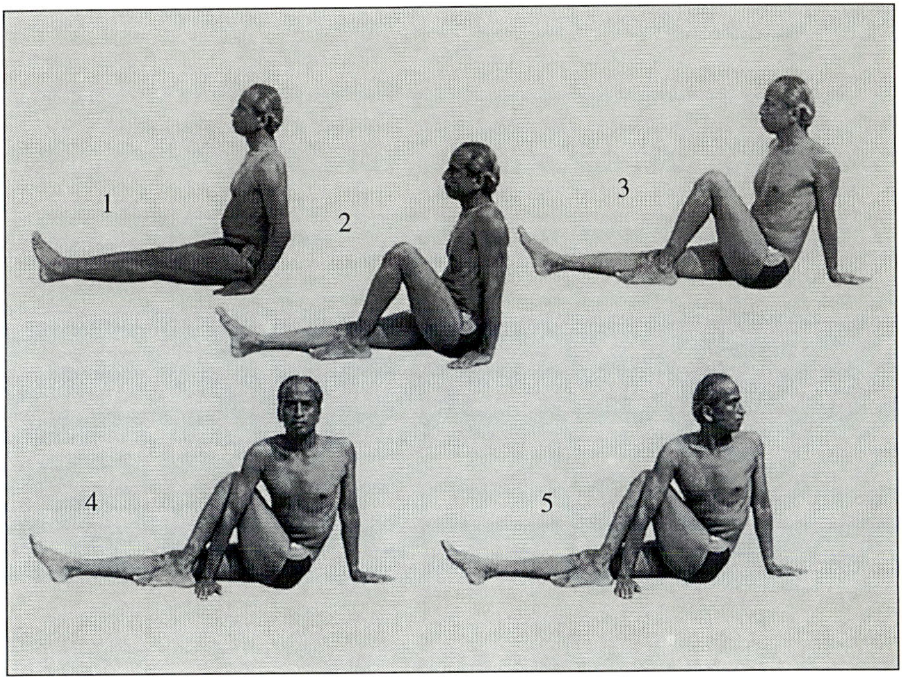

ARDHA-MATSYENDRĀSANA

Technik:

1. Sitzen mit ausgestreckten Beinen.
2. Die rechte Ferse ans Perineum bringen.
3. Den linken Fuß an die rechte Seite des rechten Knies stellen.
4. Mit dem rechten Arm das linke Bein überkreuzen, und mit der Hand die Zehen halten.
5. Den Oberkörper nach links drehen, den linken Arm hinter den Rücken bringen und versuchen, mit der Hand den Oberschenkel zu fassen.
6. Verweilen, solange es angenehm ist.
7. Die Haltung auflösen.
8. Das Āsana zur anderen Seite wiederholen.

Nützliche Hinweise:

- Erst nach ausreichender Praxis von Vakrāsana mit dieser Haltung beginnen
- Nicht auf der Ferse sitzen.
- Den Oberkörper aufrecht halten.
- Wenn es schwierig ist, den Oberschenkel zu fassen, dann die Hand hinter den Rücken auf den Boden aufstellen, damit eine bessere Drehung erreicht wird.

Nutzen:

- Die Flexibilität der Wirbelsäule wird durch die Drehung verbessert.
- Dehnt die Beckenmuskulatur und lindert Schmerzen in den Hüftgelenken.
- Blutstau in den Bauchorganen wird beseitigt, ihre Durchblutung verbessert und die Gesundheit wiederhergestellt.

HALBE MATSYENDRA-HALTUNG

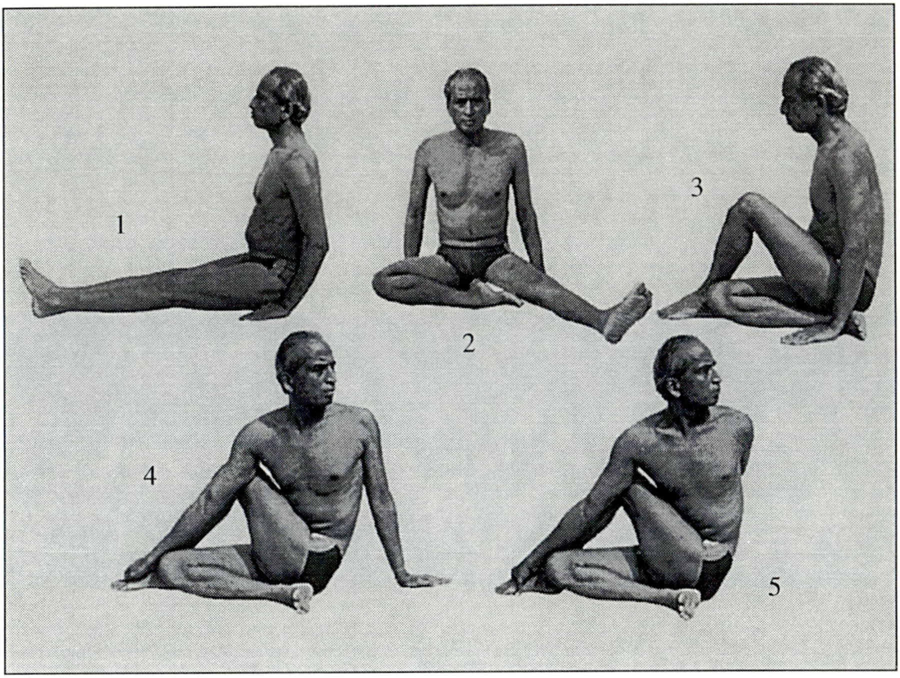

PAŚCIMATĀNA

Technik:

1. Sitzen mit gestreckten Beinen.
2. Den Oberkörper nach vorn beugen, und gleichzeitig mit beiden Händen die Zehen halten.
3. Die Ellbogen beugen, und wenn möglich mit der Stirn die Knie berühren.
4. In der Haltung bleiben, solange es angenehm ist.

Nützliche Hinweise:

- Die Knie nicht beugen.
- Den Oberkörper und den Kopf so weit nach vorn beugen, daß die Haltung angenehm ist, verweilen.
- In der eingenommenen Haltung mehr und mehr entspannen.
- Wenn es schwierig ist, die Zehen zu halten, dann die Hände stattdessen bequem auf die Beine legen.
- Alle ruckartigen und gewaltsamen Bewegungen vermeiden. Es kommt nicht darauf an, weit herunterzukommen.

Nutzen:

- Dehnt die Rücken-, die Oberschenkelmuskulatur und die Kniesehnen.
- Lindert Schmerzen im Rücken und Lendenbereich.
- Fördert die Flexibilität der Wirbelsäule.
- Verbessert die Verdauung und die Ausscheidung. Beruhigt den Geist.

VORBEUGE IM SITZEN

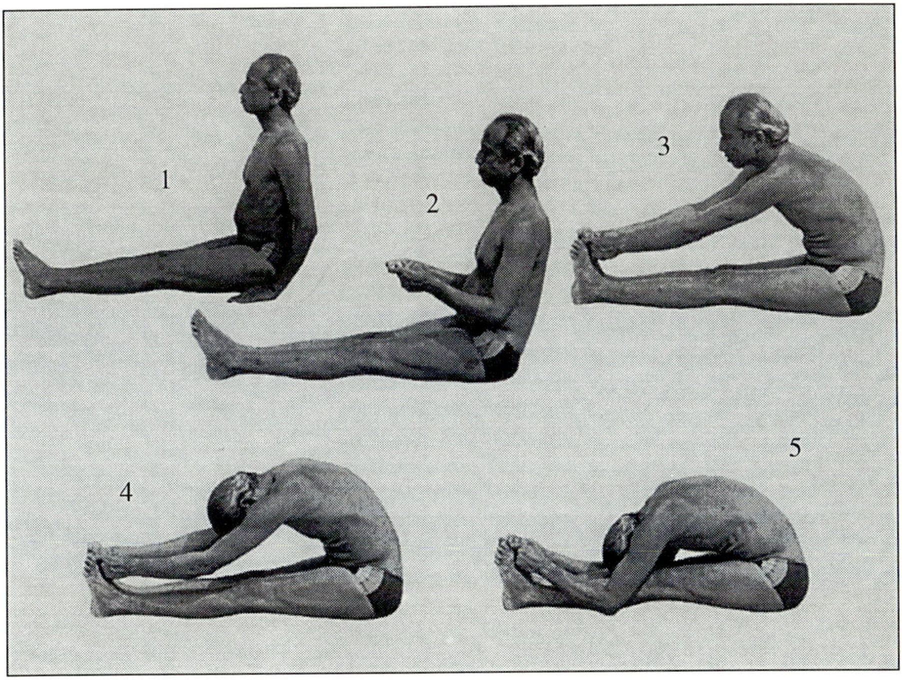

SUPTA-VAJRĀSANA

Technik:

1. Sitzen mit ausgestreckten Beinen.
2. Das linke Bein beugen, und den Fuß an die linke Seite des Gesäßes legen. Die Zehen zeigen nach innen.
3. Auf gleiche Weise den rechten Fuß an die rechte Gesäßhälfte bringen.
4. Die Knie nah zusammenbringen, und die Hände auf dem Boden ablegen.
5. Zunächst auf die Unterarme abstützen, und so den Oberkörper auf den Boden ablegen.
6. Die Hände hinter dem Kopf zur jeweils gegenüberliegenden Schulter führen. Ruhig verweilen.

Nützliche Hinweise:

- Die Füße bequem neben dem Gesäß plazieren.
- Schritt für Schritt auf den Rücken legen, und dabei die Hände und Unterarme zu Hilfe nehmen.
- Die Knie zu Beginn geöffnet lassen.
- Nicht ins Hohlkreuz gehen.

Nutzen:

- Streckt die Lendenwirbelsäule.
- Verbessert die Gesundheit der Bauchorgane.
- Beseitigt Verstopfung.

LIEGENDER HELD

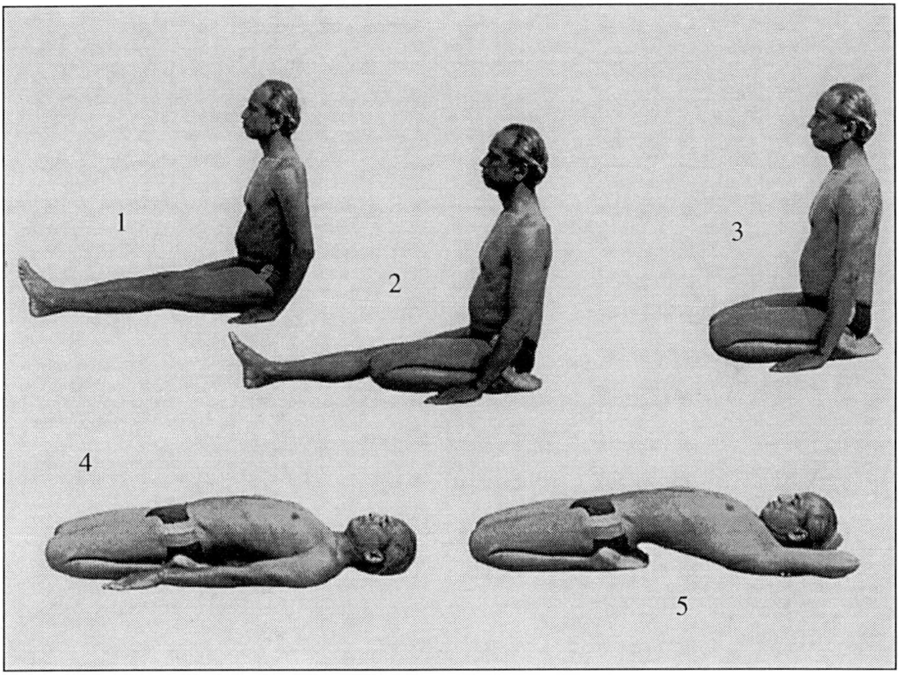

TOLĀNGULĀSANA

Technik:

1. Sitzen mit gestreckten Beinen.
2. Ein Bein beugen, und den Fuß auf den anderen Oberschenkel legen.
3. Mit dem anderen Bein ebenso verfahren.
4. Mit Hilfe der Unterarme auf den Rücken ablegen.
5. Die gefalteten Beine heben, und die Fäuste unter das Gesäß schieben.
6. Kopf und Oberkörper auf der einen, die Beine auf der anderen Seite so heben, daß auf jeder Seite ein Winkel von 30 Grad gebildet wird. Auf den Fäusten ruhen, solange es angenehm ist.
7. Den gehobenen Körper zum Boden zurückbringen.
8. Die Fäuste unter dem Gesäß hervornehmen, und die Arme an die Körperseiten legen.
9. Mit Hilfe der Ellbogen zum Sitzen kommen.
10. Die Beine lösen und ausstrecken.

Nützliche Hinweise:

- Die Fäuste sind locker.
- Die Bauchmuskulatur kräftig anspannen, während der Körper gehoben wird.
- Nicht auf den Ellbogen ruhen.

Nutzen:

- Stärkt die Bauchmuskulatur.
- Verbessert die Funktion der Bauchorgane.
- Stärkt die Rücken- und Nackenmuskulatur.

WAAGE-HALTUNG

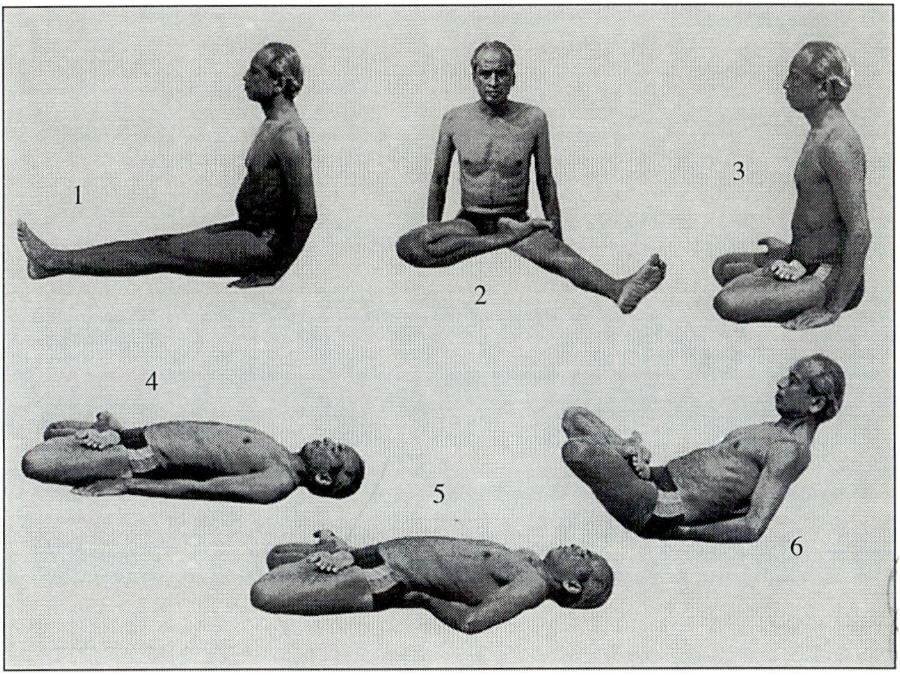

UTKATĀSANA

Technik:

1. Aufrechter Stand
2. Die Füße sind bequem gespreizt
3. Die Fersen vom Boden lösen, und gleichzeitig die gestreckten Arme bis in Schulterhöhe vor den Körper heben.
4. Langsam die Knie beugen, und das Gesäß zwischen die Fersen bringen, das Gewicht ruht auf den Zehen.
5. Der Oberkörper ist aufrecht, die Oberschenkel parallel zum Boden, die Hände ruhen auf den Knien.
6. Solange verweilen, wie es angenehm ist.
7. Die Arme langsam bis in Schulterhöhe heben, und wieder bis in den Zehenstand aufrichten.
8. Die Fersen senken.
9. Die Füße zusammenstellen.

Nützliche Hinweise:

- Den Oberkörper nicht nach vorne beugen.
- Nicht auf den Fersen sitzen.
- Die Knie etwas auseinanderhalten.
- Wenn möglich versuchen, die Augen zu schließen.

Nutzen:

- Verbessert den Gleichgewichtssinn
- Stärkt Muskeln und Gelenke der unteren Extremitäten.

BALANCE-HALTUNG IN DER HOCKE

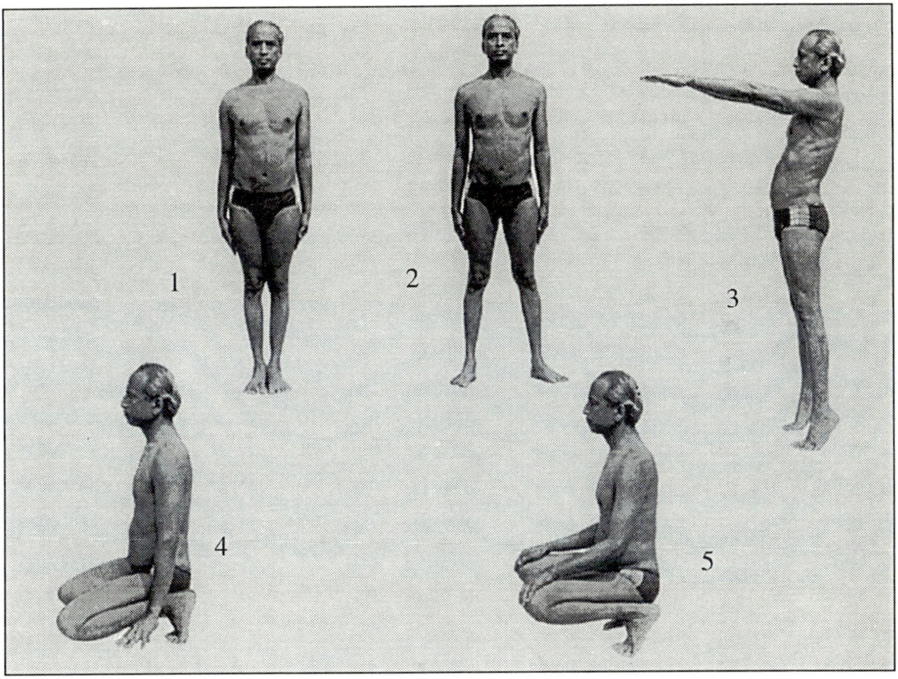

MAYŪRĀSANA

Technik:

1. Kniende Haltung.
2. Die Knie sind etwas auseinander.
3. Die Ellbogen zusammenbringen, und die Hände zwischen die Knie bringen. Die Finger zeigen nach hinten.
4. Die Ellbogen in der Bauchnabelregion plazieren, und die Beine strekken.
5. Den Körper langsam und vorsichtig horizontal nach vorne schieben, bis sich die Füße vom Boden gelöst haben.
6. Wenn die Füße gehoben sind, den Körper für einige Zeit ausbalancieren.
7. Die Beine senken, und die Füße zum Boden bringen.
8. Die Füße näher zu den Händen bringen und die Knie zum Boden.
9. Die Ellbogen aus der Bauchnabelgegend herausnehmen.
10. Die Hände an die Seiten legen, und den Abstand zwischen den Knien verringern.

Nützliche Hinweise::

- Nicht mit den Füßen abstoßen, um die Beine zu heben.
- Während des Balancierens die Ellbogen nicht zu weit auseinanderhalten.
- Die Finger weit spreizen, um eine breite Basis zu schaffen.
- Die Armmuskulatur durch Belastung mit dem Körpergewicht stärken, ehe die Balance versucht wird.

Nutzen:

- Stärkt die Armmuskulatur.
- Verbessert die Durchblutung in der Bauchregion.
- Verstärkt die Sekretion von gastrischen Enzymen, und verbessert die Verdauung.
- Entwickelt den Gleichgewichtssinn.

PFAUEN-HALTUNG

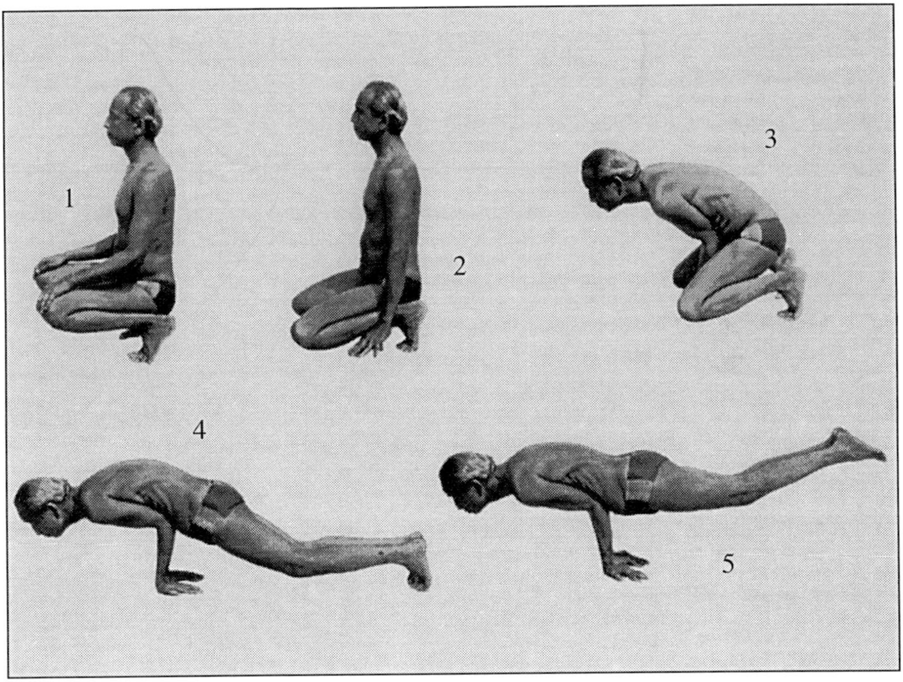

KUKKUTĀSANA

Technik:

1. Sitzen mit gestreckten Beinen.
2. Das rechte Bein beugen, und den Fuß in die linke Leiste legen.
3. Das linke Bein beugen, und den Fuß in die rechte Leiste legen.
4. Die Knie heben, und die linke Hand durch den Raum zwischen der linken Wade und dem rechten Fußgelenk hindurchschieben.
5. Die rechte Hand zwischen rechter Wade und linkem Fußgelenk hindurchschieben.
6. Die Finger am Boden spreizen, den Körper heben und auf den Händen ausbalancieren.
7. Den Körper zum Boden zurückbringen.
8. Die Hände zwischen den Beinen herausziehen.
9. Die Beine lösen und ausstrecken.

Nützliche Hinweise:

- Die Fersen eng zum Beckenbereich ziehen.
- Die Hände so weit wie möglich zwischen Unter- und Oberschenkel hindurchschieben.
- Die Finger weit spreizen.
- Ruckartige Bewegungen zur Erreichung der Balance vermeiden.
- Während der Balance nicht nach vorn beugen.
- Die Ellbogen nicht beugen.

Nutzen:

- Kräftigt die Arm- und Schultermuskulatur.
- Kräftigt den Tonus der Bauchmuskulatur und der Bauchorgane.
- Fördert den Gleichgewichtssinn.

KRÄHEN-HALTUNG

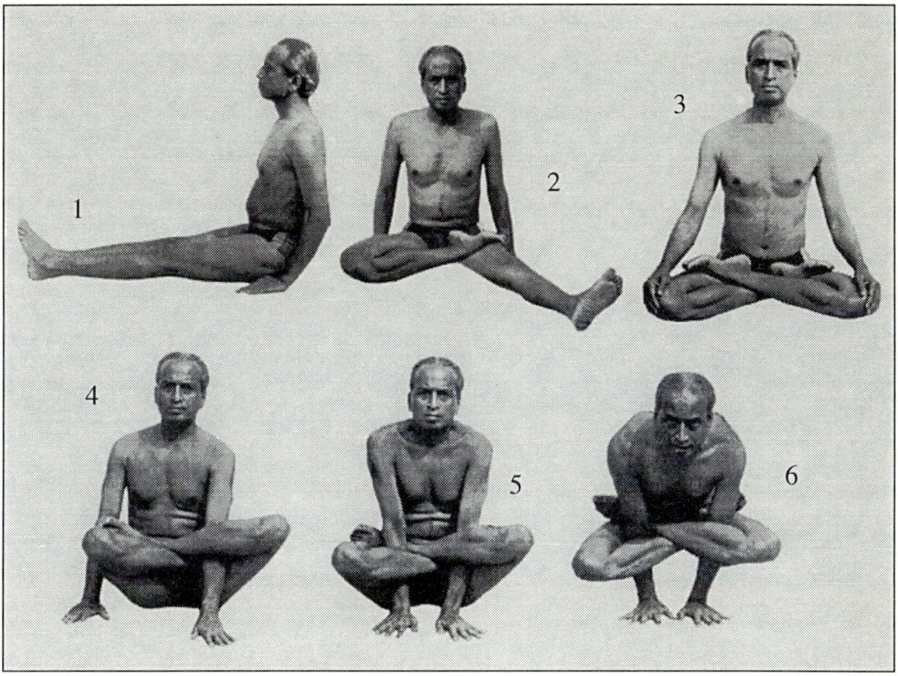

BAKĀSANA

Technik:

1. Sitzen mit gestreckten Beinen.
2. Das rechte Bein beugen, und den Fuß in die linke Leiste legen.
3. Das linke Bein beugen, und den Fuß in die rechte Leiste legen.
4. Die Hände mit weit gespreizten Fingern entweder vor dem Körper oder an den Seiten des Körpers aufsetzen.
5. Die verschränkten Beine an den Armen entlang bis über die Ellbogen heben, und die Balance halten.
6. Die Beine senken.
7. Die Beine lösen und ausstrecken.

Nützliche Hinweise:

- Die Hände in einem bequemen Abstand aufsetzen. Die Finger spreizen. Die Ellbogen gerade halten. Die Beine nicht ruckartig heben.
- Nicht zu weit vorlehnen.
- Mit den gehobenen Beinen keinen Druck auf die Ellbogen ausüben.
- Vor diesem Āsana durch vorbereitende Übungen zunächst die Arm- und Schultermuskulatur stärken.

Nutzen:

- Kräftigt Arme und Schultern.
- Verbessert den Gleichgewichtssinn
- Verbessert die Funktion der Bauchorgane.

REIHER-HALTUNG

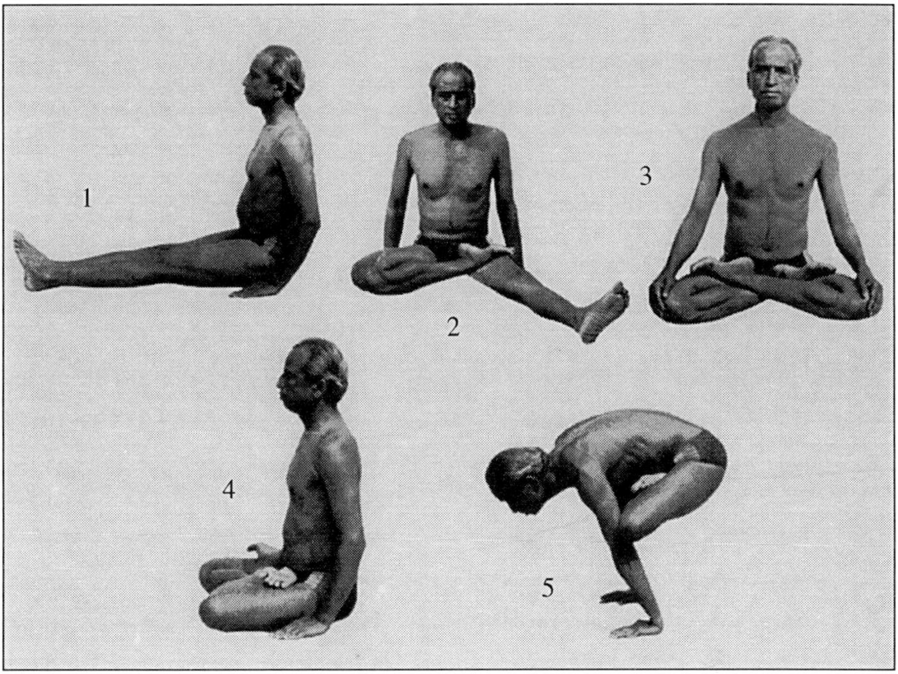

YOGA-MUDRĀ

Technik:

1. Sitzen mit gestreckten Beinen.
2. Das rechte Bein beugen, und den Fuß in die linke Leiste legen.
3. Das linke Bein beugen, und den Fuß in die rechte Leiste legen.
4. Auf dem Rücken mit einer Hand das andere Handgelenk fassen.
5. Langsam nach vorn beugen, und mit der Stirn den Boden berühren. Solange verweilen, wie es angenehm ist.
6. In die aufrechte Haltung zurückkehren.
7. Die Hande lösen.
8. Die Beine lösen und ausstrecken.

Nützliche Hinweise:

- Die Fersen so arrangieren, als ob Druck auf die Beckenregion ausgeübt werden soll.
- Langsam ausatmen, und den Bauch pressen, um die Vorbeuge zu erleichtem.

Nutzen:

- Beseitigt Blutstauungen aus der Bauchregion.
- Verstärkt die Durchblutung des Bauchraums.
- Beseitigt Verstopfung und fördert den Ausscheidungsprozeß.
- Verringert Fettablagerungen am Bauch.
- Macht die Wirbelsäule flexibel.
- Beseitigt Schmerzen des unteren Rückens.

YOGA-MUDRĀ

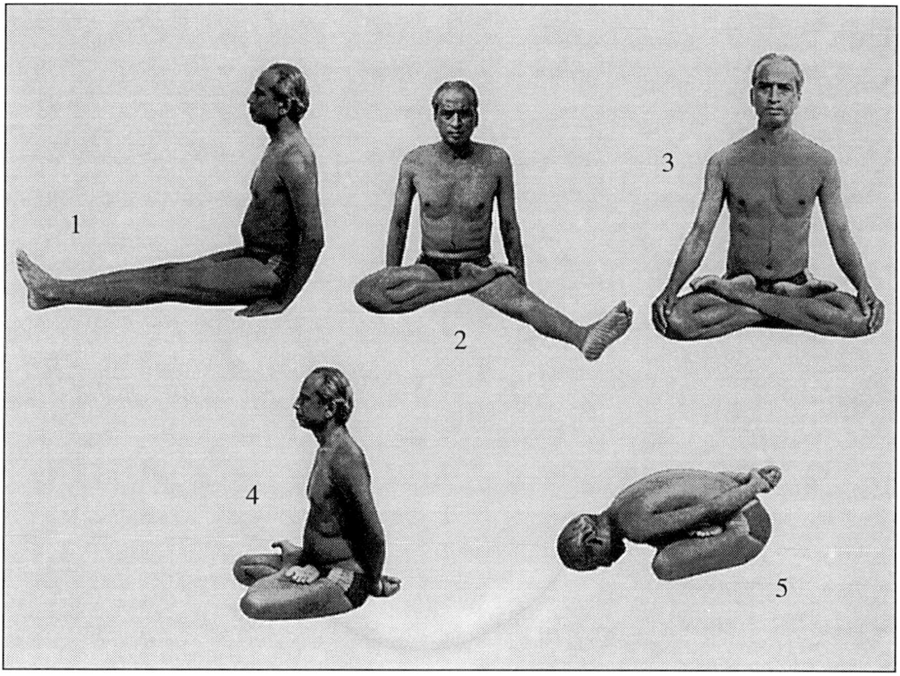

CAKRĀSANA

Technik:

1. Aufrechter Stand, die Füße berühren sich.
2. Den gestreckten, rechten Arm seitlich nach oben heben und nah ans Ohr bringen.
3. Die linke Hand gleitet entlang des linken Beines nach unten. Die rechte Hand und der Kopf folgen der Beuge.
4. In die aufrechte Haltung zurückkehren, den Arm sinken lassen.
5. Nun den linken, gestreckten Arm seitlich nach oben heben und nah ans Ohr bringen.
6. Die rechte Hand gleitet entlang des rechten Beines nach unten. Die linke Hand und der Kopf folgen der Beuge.
7. In die aufrechte Haltung zurückkehren, den Arm sinken lassen.

Nützliche Hinweise:

- Das Āsana mehrere Male wiederholen.
- Anfangs die Füße auseinander stellen, später bleiben die Füße zusammen.
- Eine Vorwärts- oder Rückwärtsbeuge vermeiden.
- Die Beuge halten, um die Dehnung der Seite zu spüren.

Nutzen:

- Verbessert die seitliche Flexibilität der Wirbelsäule.
- Verbessert die Atemfunktion.

RAD-HALTUNG

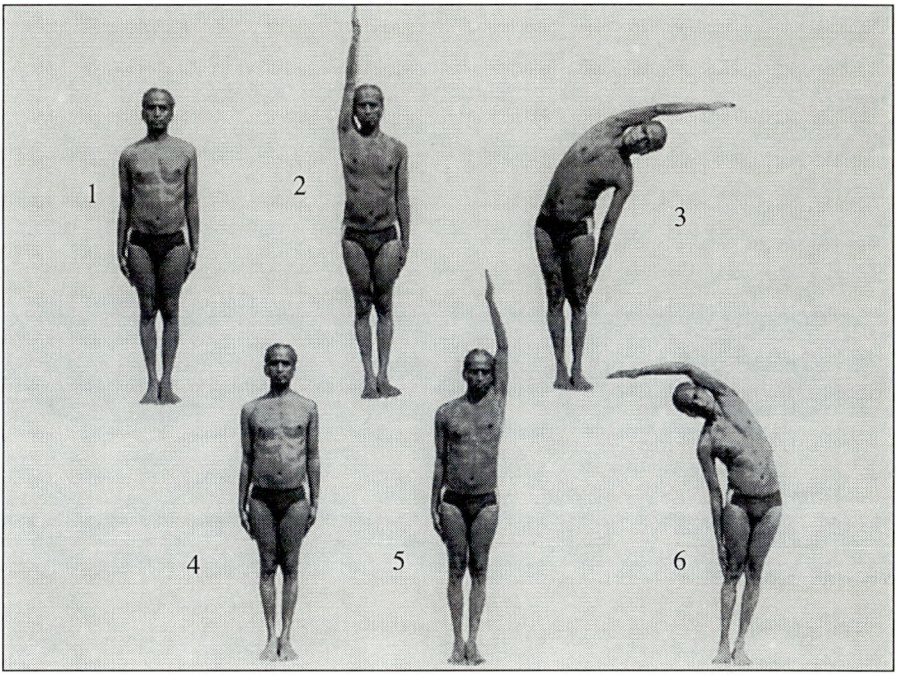

VṚKSĀSANA

Technik:

1. Aufrechter Stand, die Füße sind zusammen.
2. Einen Fuß heben, und ihn senkrecht an den anderen Oberschenkel legen.
3. Die Hände vor der Brust falten, und versuchen, die Balance zu halten.
4. Den gehobenen Fuß wieder herunterstellen, und die Hände sinken lassen.
5. Den anderen Fuß heben, und ihn senkrecht an den Oberschenkel des anderen Beines legen.
6. Die Hände vor der Brust falten und balancieren.
7. Den gehobenen Fuß zum Boden zurückbringen.
8. Die Arme hängen gelöst an den Seiten.

Nützliche Hinweise:

- Den Fuß so hoch wie möglich an den Oberschenkel legen.
- Jegliche Beugung des Körpers vermeiden.
- Wenn möglich die Augen während der Balance schließen.

Nutzen:

- Verbessert das psycho-physische Gleichgewicht.
- Stärkt die Beinmuskulatur.

BAUM-HALTUNG

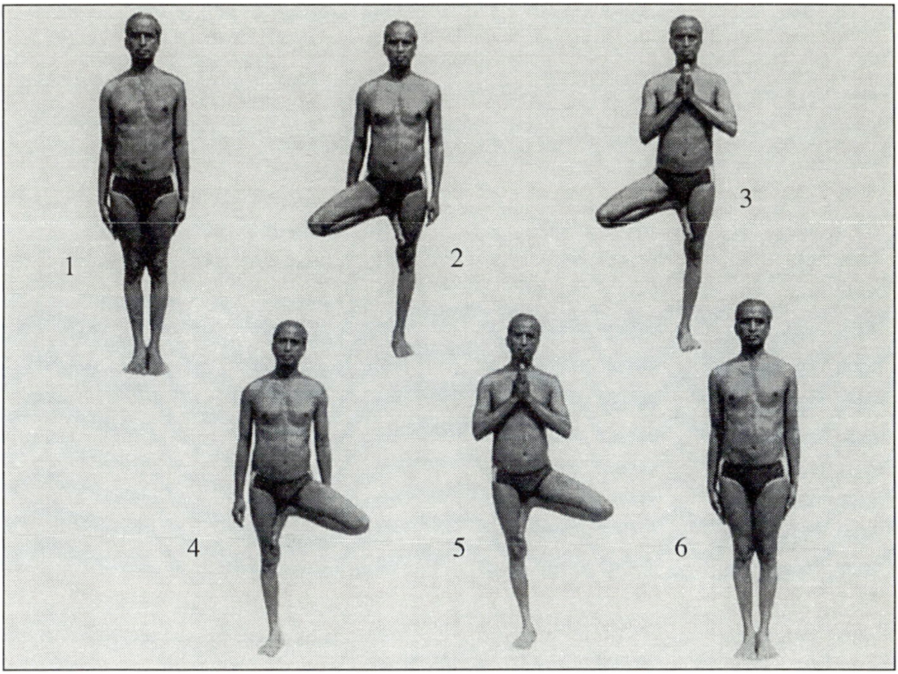

UḌḌIYĀNA-BANDHA

Technik:

1. Aufrechter Stand, die Füße stehen etwas auseinander.
2. Den Körper nach vorne beugen, und die Hände auf die Knie legen.
3. Vollständig ausatmen und den Atem anhalten.
4. Die Rippen heben und den Brustkorb dehnen, ohne dabei Luft einströmen zu lassen.
5. Die Bauchdecke ist locker und gleitet ohne Bemühen nach innen, solange verweilen, wie es angenehm ist.
6. Die Rippen sinken lassen und langsam wieder einatmen.
7. Die Hände von den Knien nehmen und in den aufrechten Stand zurückkommen.

Nützliche Hinweise:

- Die Schultern bleiben unten, die Ellbogen leicht gebeugt.
- So weit wie möglich ausatmen.
- Die Bauchmuskulatur entspannen.
- Nur mit leerem Magen üben.
- Die Übung bei Bauchschmerzen oder cardio-vasculären Störungen vermeiden.

Nutzen:

- Verbessert die Durchblutung im Bauch- und Brustbereich.
- Verbessert die Leistungsfähigkeit der Atmung.
- Beseitigt Verstopfung.
- Verbessert die Funktion der Bauchorgane.

UḌḌIYĀNA-BANDHA

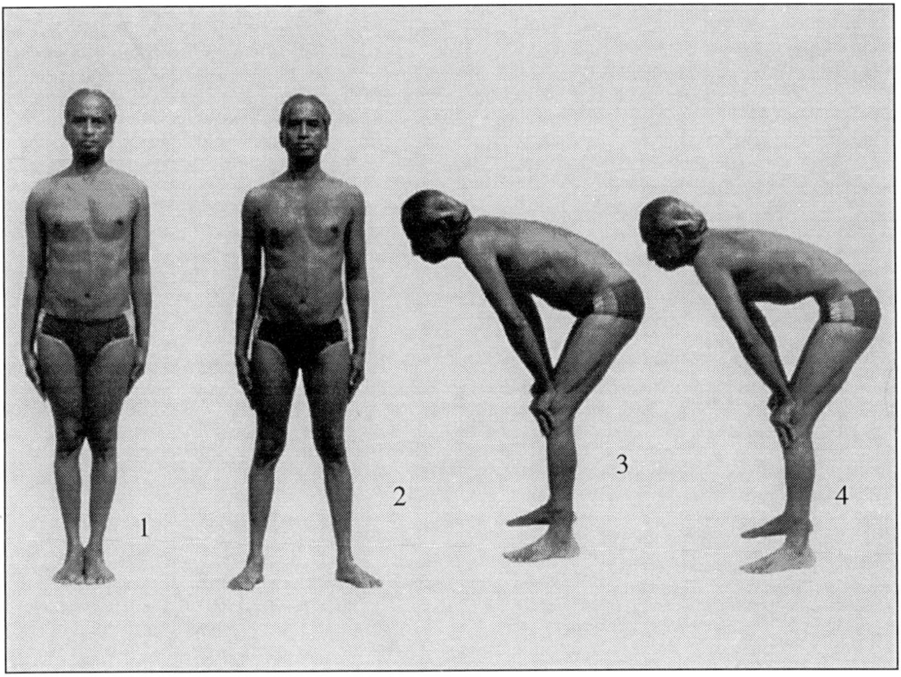

MAKARĀSANA

Technik:

1. Bauchlage mit dem Gesicht nach unten, die Füße zusammenhalten, die Arme sind entlang des Körpers gestreckt.
2. Die Beine so weit wie möglich spreizen, die Fersen fallen dabei nach innen, so daß die Innenknöchel den Boden berühren und die Zehen nach außen zeigen.
3. Den Kopf ein wenig heben, und die linke Schulter mit der rechten Hand, die rechte mit der linken Hand halten, die Ellbogen kommen übereinander zu liegen.
4. Die Stirn auf die Ellbogen legen.
5. Etwas tiefer in den Bauch atmen.
6. So lange verweilen, wie es angenehm ist.
7. Die Haltung auflösen.

Nützliche Hinweise:

- Den Abstand zwischen den Füßen so wählen, daß die untere Bauchdecke gegen den Boden gepresst wird.
- Wenn es unangenehm ist, so die Schultern zu halten, dann den Kopf auf die Unterarme legen.
- Es hilft, während des Āsana die Bauchdecke zu beobachten.
- Der Brustkorb hat keinen Bodenkontakt, damit keine Störungen bei der Atmung auftreten.

Nutzen:

- Beseitigt Müdigkeit, und entspannt den Körper.
- Verbessert die Funktion der Bauchorgane, indem Blutstauungen beseitigt werden und die Durchblutung erhöht wird.

DELPHIN-HALTUNG

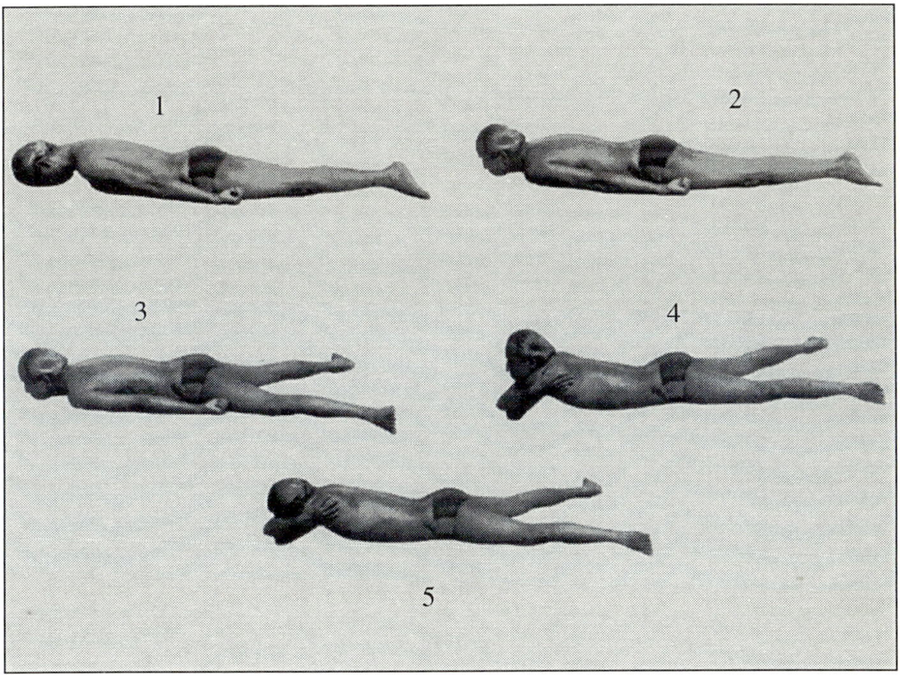

ŚAVĀSANA

Technik:

1. Rückenlage, die Arme liegen entlang des Körpers.
2. Die Füße liegen etwa 40-50 cm auseinander. Die Zehen fallen locker nach außen.
3. Die Hände liegen etwa 15-20 cm vom Körper entfernt, die Finger sind entspannt.
4. Der Kopf liegt in einer Position, die angenehm ist.
5. Die Augen schließen.
6. Beginnen, sanft bis in den Bauch zu atmen.
7. Auf den Atemfluß in der Nase achten.

Nützliche Hinweise:

- Die Augen während der Übung geschlossen halten.
- Sobald eine angenehme Körperhaltung eingenommen worden ist, den Körper nicht mehr bewegen.
- Versuchen, so weit wie möglich zu entspannen.

Nutzen:

- Beseitigt körperliche und geistige Müdigkeit.
- Regelmäßige Praxis verringert Spannungssymptome wie Bluthochdruck und andere psychosomatische Reaktionen.
- Führt zum unmittelbaren Gefühl von Frische.

ENTSPANNUNGSHALTUNG IM LIEGEN

1

2

3

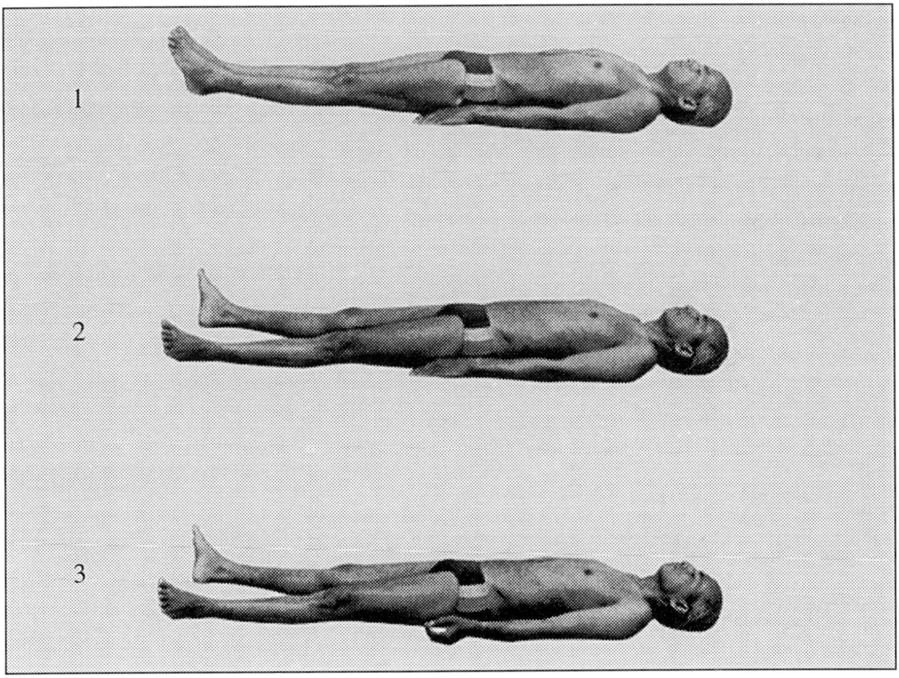

6.2 DIE YOGA-ÜBUNGEN

KRIYĀS

AGNISĀRA

Technik:

1. Aufrechter Stand, die Füße etwa hüftbreit auseinander.
2. Die Knie beugen und die Hände auf die Knie legen.
3. Tief ausatmen und den Atem anhalten (nicht gleich wieder einatmen) .
4. Die Bauchmuskeln kraftvoll zusammenziehen.
5. Ohne einzuatmen die Bauchdecke nach vorne schieben und die Bauchmuskeln dabei anspannen.
6. Das Einziehen und Herausstoßen der Bauchdecke langsam einige Male mit leerer Lunge wiederholen.
7. Einatmen und wieder aufrichten.

Nützliche Hinweise:

- Dabei weder die Rippen heben noch den Brustkorb weiten.
- Die Bauchmuskeln sind während der ganzen Zeit angespannt.
- Einige Male wiederholen, die eigenen Grenzen beachten.
- Die Übung bei Unterleibsschmerzen, Geschwüren, etc. vermeiden

Nutzen:

- Verbessert den Tonus der Bauchmuskulatur und der Organe
- Verstärkt die Sekretion der gastrischen Enzyme und verbessert so die Verdauung.
- Verbessert die Ausscheidungsfunktion.

ENTFACHEN DES FEUERS

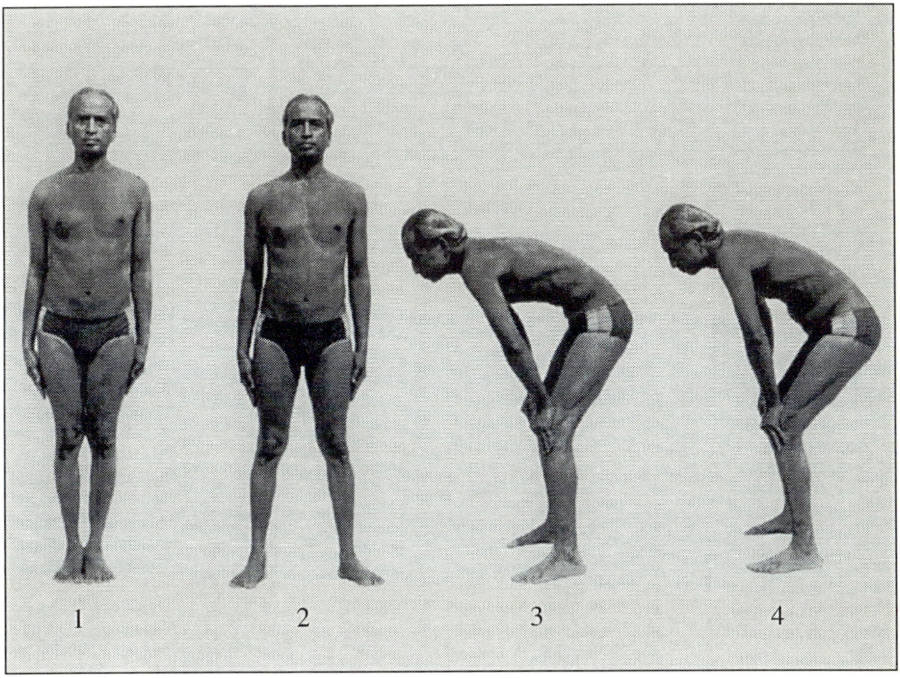

NAULI

Technik:

1. Aufrechter Stand, die Füße auseinander.
2. Die Knie beugen und die Hände auf die Knie legen.
3. Vollständig ausatmen und den Atem anhalten.
4. Die Rippen heben, den Brustkorb dehnen.
5. Die Bauchmuskeln nach vorn und unten schieben, während mit den Händen ein Druck auf die Knie ausgeübt wird.
6. Den Rektusmuskel des Bauches isoliert halten. Dies ist Madhyama Nauli.
7. Die Hände von den Knien nehmen, aufrecht stehen.

Nützliche Hinweise:

- Die Schultern sind während der Praxis von Nauli gebeugt.
- Die Bauchmuskeln sind entspannt, bevor Madhyama Nauli praktiziert wird.
- Den Bauch nicht pressen.
- Nauli nur mit leerem Magen praktizieren.
- Nauli nicht praktizieren bei Unterleibsschmerzen, Bluthochdruck, cardiovasculären Problemen und Lungenschwäche .

Nutzen:

- Hilft bei der Darmentleerung
- Verbessert den Appetit und fördert die Verdauung.
- Fördert die gesunde Funktion aller Bauchorgane.
- Gibt ein Gefühl des Wohlbefindens.

NAULI

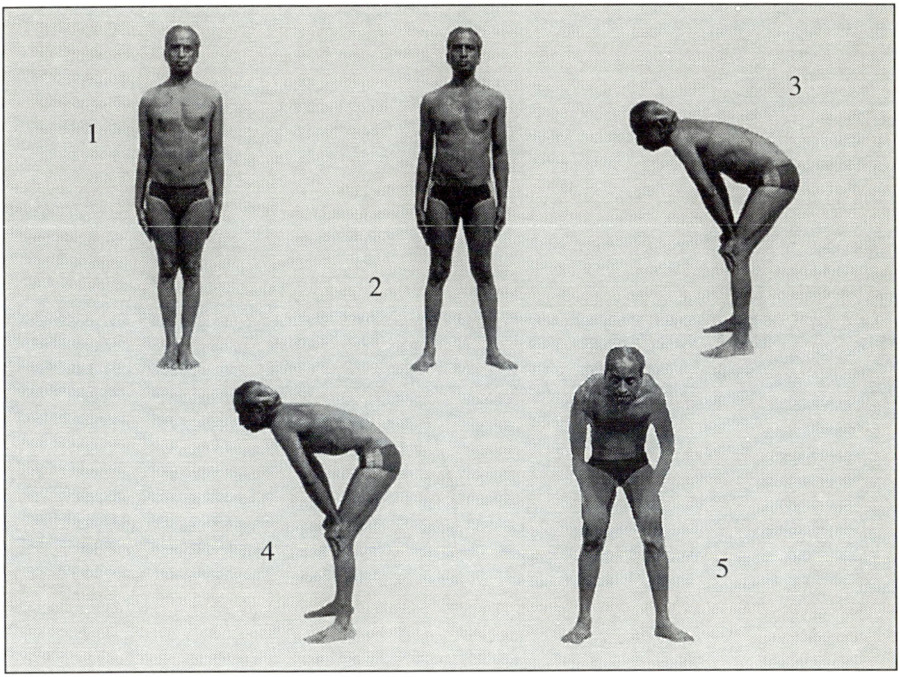

KAPĀLABHĀTI

Technik:

1. Aufrechte Sitzhaltung, vorzugsweise Padmāsana
2. Die Hände liegen locker auf den Knien.
3. Den Brustkorb heben, aufrecht sitzen.
4. Plötzlich und kraftvoll ausatmen, was zu einer nach innen gerichteten Bewegung der Nabelregion führt.
5. Den Bauch entspannen und einatmen.
6. Die kraftvollen Ausatmungen und die sanften Einatmungen einige Male wiederholen.
7. Den Brustkorb senken.
8. Das Āsana lösen.

Nützliche Hinweise:

- Bewegungen des Bauches oberhalb des Nabels vermeiden.
- Bewegungen des Brustkorbs während Kapālabhāti vermeiden.
- Nicht eher die Geschwindigkeit erhöhen bis die Atembewegungen mit der Bewegung der Bauchdecke koordiniert sind.

Nutzen:

- Reinigt den gesamten Atemraum.
- Fördert die Blutzirkulation im Körper.
- Beseitigt Atemprobleme wie Verstopfung der Nase und der Nebenhöhlen.
- Stärkt das Zwerchfell.

BLASEBALG-ATMUNG

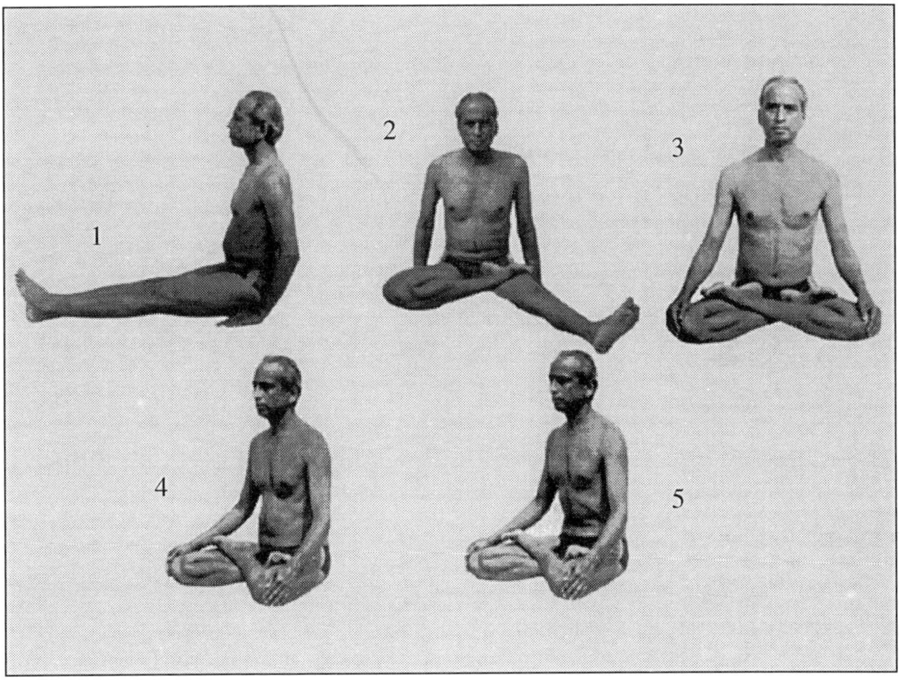

JALA-NETI

Technik:

1. Eine Salzlösung bereiten, indem ein Teelöffel normales Salz in ein großes Glas lauwarmen Wassers gegeben wird.
2. Das Salzwasser in eine Schnabeltasse oder in ein Gefäß mit einer langen Tülle füllen.
3. Die Tülle des Gefäßes in eins der Nasenlöcher einführen, und den Kopf zur entgegengesetzten Seite legen.
4. Das Wasser nach und nach in die Nase fließen lassen, so daß es aus dem anderen Nasenloch wieder austritt.
5. Die Nase ausschneuzen.
6. Das Gefäß wieder mit Wasser füllen und die Tülle in das andere Nasenloch führen.
7. Den Kopf zur entgegengesetzten Seite legen und den Vorgang wiederholen.
8. Die Nase nochmals gut schneuzen.

Nützliche Hinweise:

- Die Tülle nicht zu weit in das Nasenloch einführen.
- Bei den ersten Malen des Praktizierens von Jala-Neti einatmen und den Atem anhalten, solange das Wasser durch die Nase fließt.
- Nach der Praxis soll kein Wasser in der Nase verbleiben.
- Um alles in der Nase befindliche Wasser zu entfernen, hilft es, einige Runden Uḍḍiyāna und Kapālabhāti zu praktizieren.
- Das verwendete Wasser sollte weder kalt noch heiß sein.

NASENREINIGUNG MIT WASSER

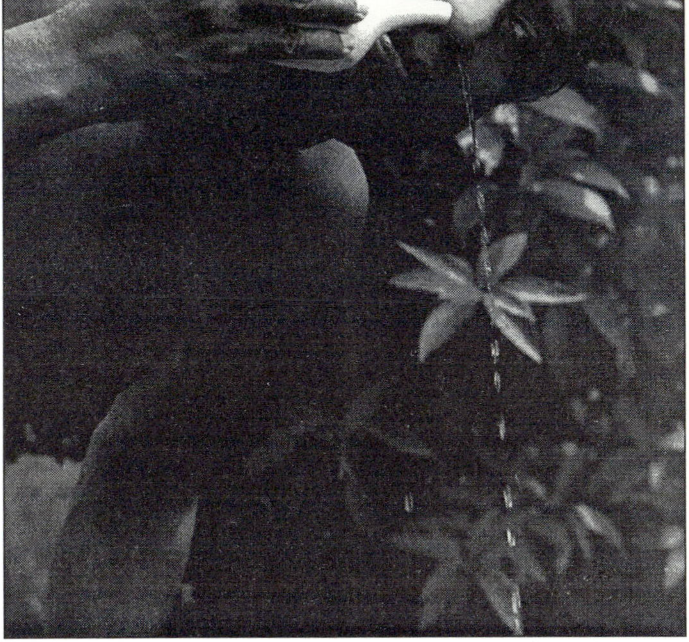

Nutzen:

- Übermäßig produzierte Nasensekrete können abfließen.
- Beseitigt Verstopfungen der Nase.
- Stimuliert die Sinnesnerven und beeinflußt die Funktion der Sinnesorgane günstig.
- Nützlich bei Störungen der Nasenwege, bringt Erleichterung bei Problemen wie Rhinitis, häufigen Erkältungen, trockener Nase, laufender Nase und Atemproblemen.
- Hilft auch, das Sehvermögen zu verbessern.

SŪTRA-NETI

Technik:

1. Verwendet wird ein passender Gummikatheter, der in kochendem Wasser oder einer Desinfektionslösung sterilisiert wird.
2. Mit gewaschenen Händen den Katheter mit einer Hand in der Mitte halten.
3. Den Kopf ein wenig zurücklegen, den Mund öffnen und den Katheter in eins der Nasenlöcher einführen.
4. Den Katheter so weit hineinschieben, bis sein Ende im Rachen ankommt.
5. Das Ende im Rachen mit Zeige- und Mittelfinger fassen und herausziehen.
6. Nun sind die beiden Enden des Katheters in jeweils einer Hand. Das Naseninnere sanft massieren, indem der Katheter hin und her bewegt wird.
7. Solange massieren wie es angenehm ist, dann den Katheter durch den Mund herausziehen.
8. Den Katheter in Salzwasser waschen und ebenso auf der anderen Seite verfahren.
9. Nach ausreichender Massage den Katheter herausziehen und waschen.
10. Die Nase reinigen.

Nützliche Hinweise:

- Den Katheter vor jedem Gebrauch sterilisieren.
- Die Übung mit einem dünnen Katheter beginnen und mit fortschreitender Übung dickere verwenden.
- Wenn der Katheter stecken bleibt, dann nicht versuchen, ihn mit Gewalt weiter zu schieben. Herausziehen und neu beginnen.
- Nicht erschrecken, wenn auch einmal ein Tropfen Blut aus der Nase tritt. Dies kann passieren, wenn der Katheter auf die zarte Nasenschleimhaut stößt. Die Übung dann unterbrechen.
- Am Anfang kann die Übung jeden zweiten Tag oder sogar täglich praktiziert werden.

NASENREINIGUNG MIT FADEN

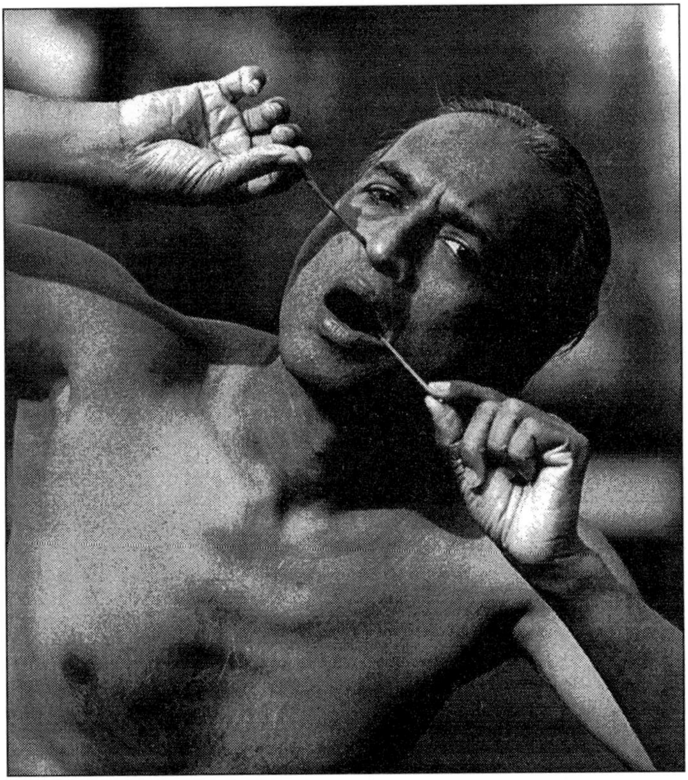

- Menschen, die unter einer trockenen Nase leiden, sollten zunächst Jala-Neti praktizieren und ein wenig Gleitmittel wie Ghee oder flüssiges Paraffin in die Nase geben, ehe sie Sūtra-Neti ausführen.

Nutzen:

- Hält die Nasengänge frei.
- Massiert die Nasenschleimhaut und macht sie so widerstandsfähig gegen Staub und schädliche Bakterien.
- Hilfreich bei schiefstehender Nasenscheidewand.
- Nützlich bei vielen Störungen der Nase und der Atmung.
- Beseitigt hartnäckige Kopfschmerzen und verbessert das Sehvermögen.

DAṆḌA-DHAUTI

Technik:

1. Verwendet wird ein Gummischlauch von etwa 60-70 cm Länge und ca. 1 cm Durchmesser.
2. Er wird in Wasser gekocht.
3. Ein paar Gläser Wasser trinken.
4. Ein Ende des Schlauches schlucken.
5. Wenn er einmal in die Speiseröhre eingetreten ist, kann er einfach weitergeschoben werden.
6. Nach etwa der halben Schlauchlänge tritt er in den Magen ein. Etwas vorbeugen und einatmen.
7. Das Wasser beginnt, aus dem Schlauch zu fließen. Sollte das nicht der Fall sein, dann den Schlauch etwas herausziehen und wieder hineinschieben .
8. Wenn genug Wasser herausgeflossen ist, den Schlauch ganz herausziehen und waschen.

Nützliche Hinweise:

- Während der Schluckversuche den Schlauch nicht auf einmal hineinschieben. Das bewirkt einen starken Brechreiz.
- Das Ende des Schlauches eine Weile im Mund halten, und versuchen, mit dem Speichel zu schlucken.
- Die Enden des Schlauches sollten vor Gebrauch abgerundet werden, um die Möglichkeit einerVerletzung zu verhindern.
- Wenn die Kante des Schlauches rauh ist, werden manchmal oberflächliche Blutgefäße verletzt, und es tritt etwas Blut aus. Das ist kein Grund zur Besorgnis oder Angst. Dann sollte die Übung abgebrochen werden und ein oder zwei Löffel Ghee als Gleitmittel eingenommen werden.
- Es ist ratsam, mit der Praxis von Daṇḍa-Dhautī unter der Anleitung eines Lehrers zu beginnen.
- Um den Vorgang zu erlernen, kann ein weicher Polyethylen-Schlauch benutzt werden.

SCHLUCKEN DES SCHLAUCHES

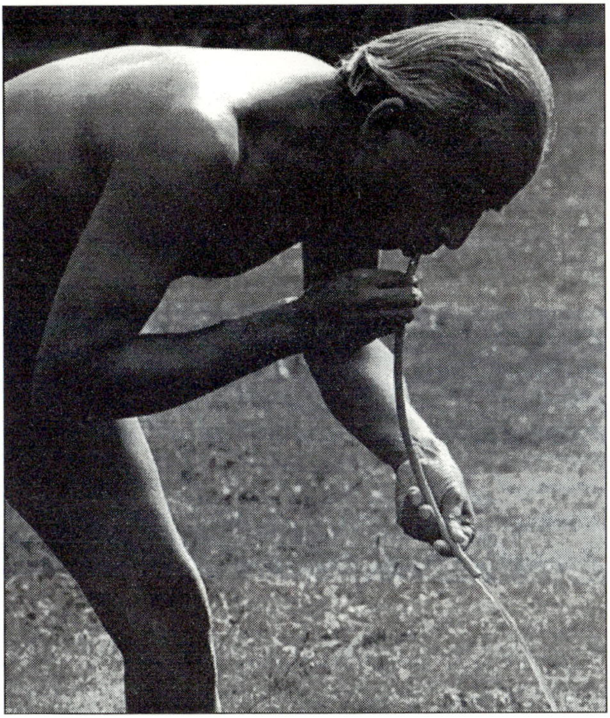

- Wenn Sie in der Praxis fortschreiten, dann achten Sie darauf, daß sich das äußere Ende des Schlauches unterhalb der Magenhöhe befindet.
- Wenn der Schlauch einmal im Mund ist, versuchen, wenn irgend möglich, ihn nicht wieder herauszunehmen. Ständige Schluckversuche unternehmen.
- Den Schlauch vor jedem Gebrauch in Wasser kochen.

Nutzen:

- Reinigt den Magen.
- Hilft dabei, übermäßigen Gallefluß und Übersäuerung zu beheben.
- Erleichtert Atembeschwerden.
- Bringt Kontrolle über den Brechreiz.
- Unterstützt das autonome Nervensystem auf positive Weise.

VASTRA-DHAUTI

Technik:

1. Ein Streifen feines Musselin von ungefähr 7,5 cm Breite und 7 m Länge wird verwendet.
2. In kochendes Wasser legen und vor Gebrauch abkühlen lassen.
3. Ein Ende des feuchten Musselinstreifens halten und versuchen, es mit schnellen Schluckbewegungen hinunterzubringen.
4. Wenn zwischendurch ein Brechreiz auftaucht, das Schlucken unterbrechen.
5. Hört der Brechreiz auf, dann den Streifen weiterschlucken.
6. Wenn der gesamte Musselinstreifen bis auf ein ca. 30 cm langes Ende hinuntergeschluckt wurde, den Prozeß beenden.
7. Den Musselinstreifen langsam aus dem Mund ziehen und sorgfältig reinigen.

Nützliche Hinweise:

- Immer einen ausgekochten Musselinstreifen benutzen. Nie versuchen, einen Musselinstreifen im trockenen Zustand zu schlucken.
- Sobald der Musselinstreifen sich einmal im Mund befindet, sollte er möglichst vor Beendigung der Übung nicht herausgenommen werden.
- Wenn durch einen starken Brechreiz der schon geschluckte Teil des Musselinstreifens wieder nach oben kommt, erneut Schluckversuche starten. Den Mund dabei nicht öffnen.
- Zu Beginn nicht mehr als 10 Minuten für diese Übung aufwenden.
- Den geschluckten Musselinstreifen auf keinen Fall länger als 20 Minuten im Magen belassen.
- Den Musselinstreifen ohne Hast wieder herausziehen.
- Wenn der Musselinstreifen wegen einer starken Kontraktion der Speiseröhrenwände festgehalten wird, dann geben Sie dieser Anspannung etwas Zeit sich aufzulösen. Sie können etwas lauwarmes Wasser trinken oder tiefere Atemzüge machen, so daß der Musselinstreifen leicht herausgezogen werden kann.

SCHLUCKEN DES TUCHES

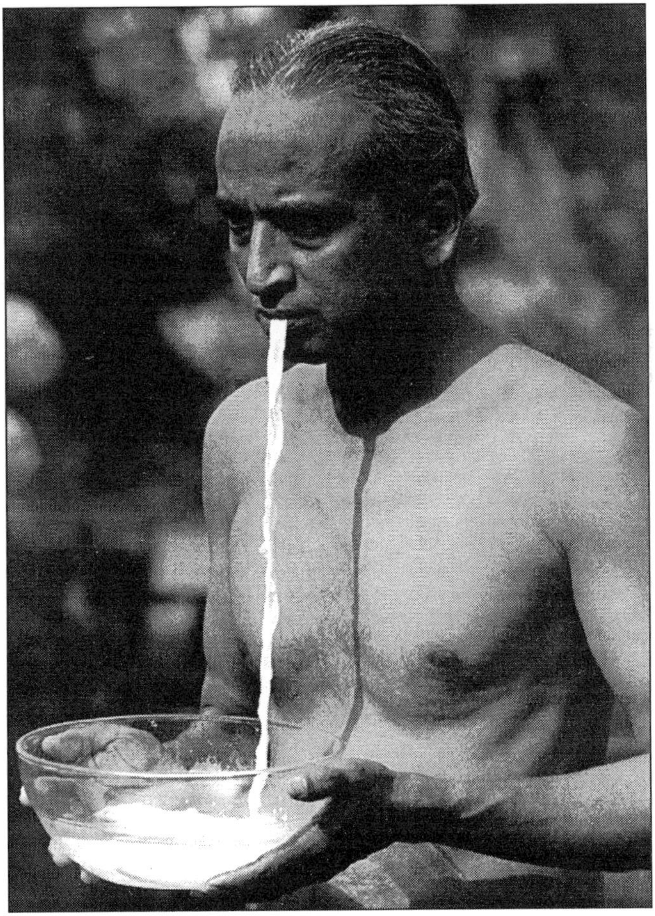

Nutzen:

- Beseitigt überschüssigen Schleim von den Wänden der Speiseröhre und im Magen.
- Fördert die Funktion des Magens, und verbessert die Verdauung.
- Stimuliert und verbessert durch die Reflexe die Atemfunktion bei Atemproblemen wie z.B. Asthma.
- Wirkungsvoll, um überschüssiges Fett abzubauen.

6.3 DIE YOGA-ÜBUNGEN

PRĀṆĀYĀMA

ANULOMA-VILOMA

Technik:

1. Meditative, aufrechte Sitzhaltung.
2. Zeige- und Mittelfinger der rechten Hand in Richtung Daumenballen einklappen (Viṣṇu-Mudrā).
3. Das rechte Nasenloch mit dem Daumen verschließen, langsam durch das linke Nasenloch einatmen.
4. Das linke Nasenloch mit Ringfinger und kleinem Finger schließen, den Daumen vom rechten Nasenloch nehmen und rechts ausatmen.
5. Nach der vollständigen Ausatmung langsam durch das rechte Nasenloch wieder einatmen.
6. Das rechte Nasenloch mit dem rechten Daumen schließen, die Finger vom linken Nasenloch nehmen und links ausatmen.
7. Den Vorgang einige Male wiederholen, solange es angenehm ist.

Nützliche Hinweise:

- Ein- und Ausatmung sind geräuschlos.
- Die Ausatmung ist etwa doppelt so lang wie die Einatmung. Fünf Sekunden für die Ein- und zehn Sekunden für die Ausatmung ist ein gutes Verhältnis.
- Die Bauchdecke ist während der Einatmung leicht kontrolliert.
- Die Bauchdecke während der Ausatmung allmählich zusammenziehen.
- Die Nasenlöcher nicht zu stark zudrücken.
- Wenn das rechte Verhältnis zwischen Ein- und Ausatmung bequem erreicht ist, dann die Augen während der Übung schließen.
- Am Anfang den Atem nicht anhalten.

Nutzen:

- Verbessert die Effektivität der Atmung.
- Reguliert den Blutkreislauf.
- Reduziert Spannungen und beruhigt den Geist.

WECHSEL-ATMUNG

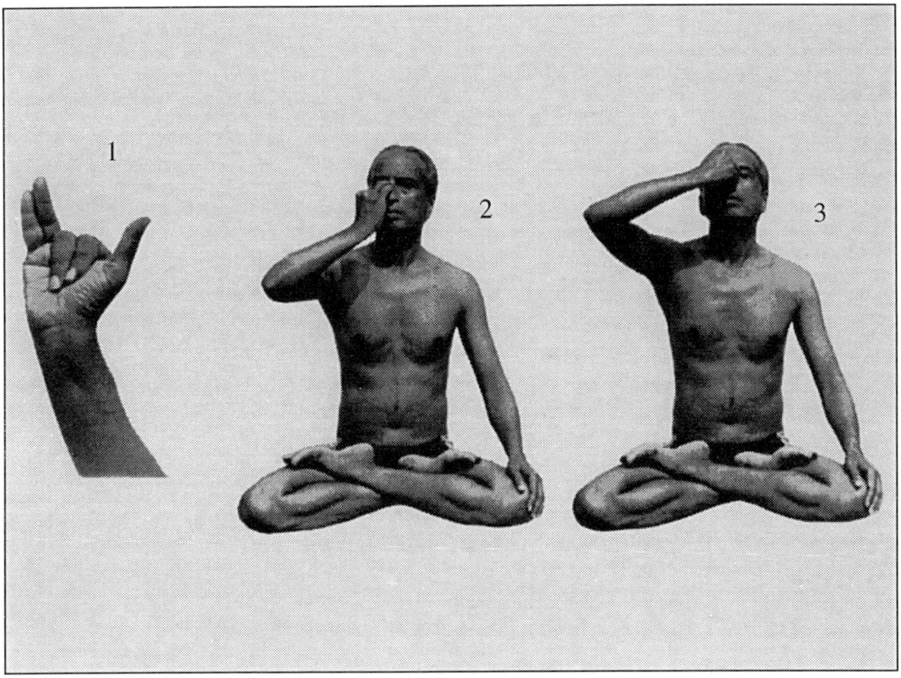

UJJĀYĪ

Technik:

1. Angenehme, aufrechte Sitzhaltung.
2. Beim Einatmen durch beide Nasenlöcher ein gleichmäßiges, stimmloses Flüster- oder Reibegeräusch erzeugen, welches durch das teilweise Verschließen der Glottis (Stimmritze) hervorgerufen wird.
3. Dieses Geräusch auch bei der Ausatmung entstehen lassen.
4. Ein Zeitverhältnis von 1:2 für Ein-und Ausatmung einhalten.
5. Die Ein- und Ausatmungen solange wiederholen, wie es angenehm ist.

Nützliche Hinweise:

- Das Reibegeräusch während der gesamten Praxis produzieren.
- Die Bewegungen der Bauchdecke kontrollieren. Den Bauch während der Einatmung nicht herauswölben.
- Die Bauchdecke während der Ausatmung zusammenziehen.
- Es ist hilfreich, während der Praxis die Augen zu schließen und auf das Reibegeräusch zu achten.

Nutzen:

- Verbessert die Leistungsfähigkeit der Atmung.
- Löst Spannungen und beruhigt den Geist.
- Fördert den Kreislauf und die Ausscheidungsprozesse.

6.4 DIE YOGA-ÜBUNGEN

MEDITATION

ATEM-MEDITATION

Technik:

1. Stabile, angenehme Sitzhaltung, je nach körperlicher Voraussetzung variabel.
2. Oberkörper und Kopf sind aufrecht.
3. Die Augen schließen.
4. Tief durch beide Nasenlöcher einatmen.
5. Langsam durch beide Nasenlöcher ausatmen.
6. Während der Einatmung den kühlenden Atem an der Nase spüren und die Wärme während der Ausatmung.
7. Mit tiefen Ein- und Ausatmungen fortfahren und auf den Fluß des Atems achten.
8. Wenn tiefes Ein- und Ausatmen als schwierig empfunden werden, dann normal atmen. Die Achtsamkeit so lange wie möglich auf den Atemfluß gerichtet halten.

Nützliche Hinweise:

- Halten Sie die Augen während der gesamten Praxis geschlossen.
- Behalten Sie während der ganzen Zeit die aufrechte Sitzhaltung bei.
- Die Übung unterbrechen, sobald ein Gefühl von Unruhe aufkommt.

Nutzen:

- Die Gedankentätigkeit verlangsamt sich allmählich.
- Der Geist kommt zur Ruhe.
- Sorgt für ruhige und rhythmische Organfunktionen.

ATEM-MEDITATION

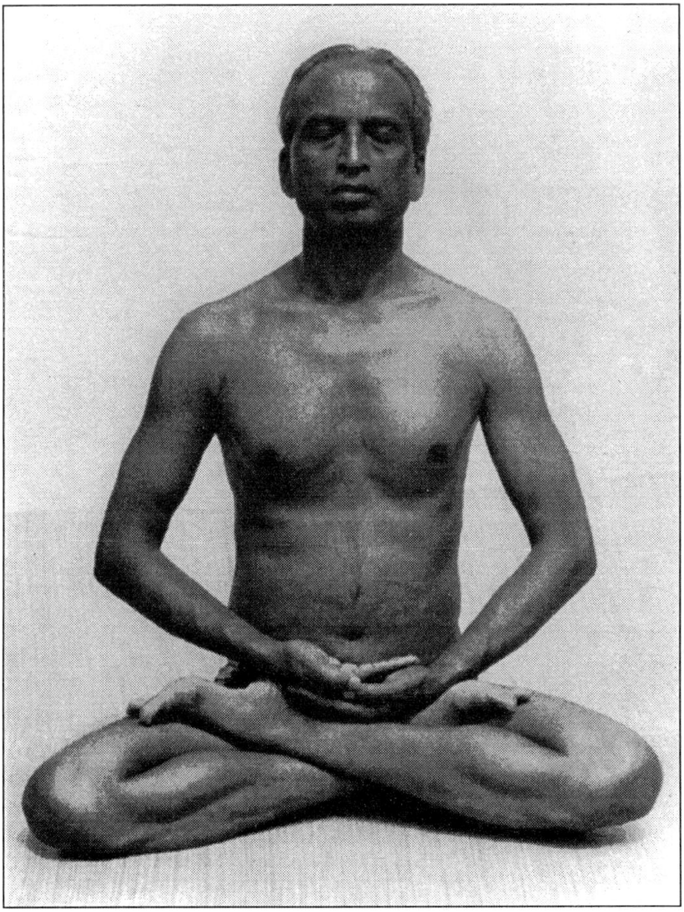

MANTRA-MEDITATION

Technik:

1. Bequeme Sitzhaltung.
2. Kopf und Oberkörper sind aufrecht.
3. Die Augen schließen.
4. Tief einatmen.
5. Rezitieren von "OM" mit weicher Stimme, dabei den Laut „M..." verlängern.
6. Erneut einatmen, und das Rezitieren von "OM" wiederholen.
7. Versuchen, die Pause nach dem Rezitieren von "OM" zu verlängern.
8. Mit der Achtsamkeit während der gesamten Übung bei dem Laut "OM" bleiben.

Nützliche Hinweise:

- Die Rezitation von "OM" sollte nicht laut sein. Man sollte es nur selbst hören können.
- Die Augen während der gesamten Übung geschlossen halten.
- Auch wenn die Rezitation von "OM" beendet ist, versuchen, den Laut mental zu hören.

Nutzen:

- Schafft einen psycho-physischen Rhythmus im Körper.
- Überwindet die Ablenkung des Geistes und vermindert die Gedankenprozesse.
- Reduziert psycho-physische Spannungen.
- Bringt dem Geist Frieden.

7. GEDANKENKONTROLLE DURCH YOGA

Wenn im folgenden von Gedankenkontrolle die Rede ist, dann ist damit nicht die Kontrolle der Gedanken anderer gemeint, sondern unserer eigenen.

Die ganze Wissenschaft des Yoga dient in erster Linie dazu, die Denkvorgänge zu kontrollieren. Patañjali definiert Yoga als Kontrolle des Geistes. Das Wort für Geist oder Denksubstanz im Sanskrit ist citta. Nirodha bedeutet Kontrolle, und vṛtti bedeutet Veränderung, Modifikation oder Störung. Yoga ist also die Kontrolle der Veränderungen in der Denksubstanz: *yogaś citta vṛtti nirodhaḥ.* Yoga ist auch die Integration der Persönlichkeit.

Für die Integration ist das harmonische Funktionieren der verschiedenen Teile des Körpers von Bedeutung. Wenn die Organe gut funktionieren, werden sie uns nicht bewußt. Nur Störungen werden schmerzlich von uns bemerkt. Dann herrscht ein Ungleichgewicht. Die Persönlichkeit befindet sich im Zustand der Desintegration. Yoga betrachtet die Einheit der Persönlichkeit als Einheit von Körper, Geist und Seele. Körper und Denken beeinflussen sich gegenseitig, deshalb kann Yoga als psycho-physische Arbeit bezeichnet werden.

Die Integration der Persönlichkeit muß sich deshalb sowohl auf die physische als auch auf die geistige Ebene beziehen und auf ihr harmonisches Miteinander. Ohne diese Harmonie leiden wir.

Das Konzept der Gesundheit beinhaltet vor der körperlichen vor allem die geistige Gesundheit. Das wird besonders in folgender Geschichte deutlich:

Gautama Buddha war auch ein Heilkundiger. Ein alter Mann ging zu Buddha und sagte: „O Herr, ich fühle mich ganz schlecht, ich bin alt und schwach und habe Schmerzen." Buddha antwortete: „Wenn auch dein Körper krank ist, erlaube deinen Gedanken nicht auch, krank zu sein."
Es ist wahr, daß körperliche Leiden überwunden werden können, wenn die Gedanken kontrolliert sind.

Ziel des Yoga ist also die Integration der Persönlichkeit. Unter Yoga werden aber auch verschiedene Techniken und Methoden verstanden, die uns helfen, dieses Ziel zu erreichen. Alle diese Techniken haben die Kontrolle über die Funktionen des Geistes zum Ziel. Da wir desintegrierte Persönlichkeiten sind, müssen wir lernen, unsere mentalen Prozesse zu beherrschen, um zur Integration zu gelangen.

Nach der Yoga-Lehre gibt es fünf verschiedene Ebenen, auf denen die Aktivitäten des Geistes stattfinden können. Auf der untersten Ebene, kṣipta, folgen die Gedanken so schnell aufeinander, daß wir uns ihrer kaum bewußt werden. Oftmals gibt es dabei auch keine Verbindung zwischen den Gedanken. Die zweite Ebene, mūḍha, zeichnet sich durch ein lethargisches, stumpfsinniges Gefühl aus. Beobachtung, Handeln und Reagieren sind kaum noch möglich. Die dritte Ebene, auf der sich unser Geist befinden kann, ist vikṣipta. Dort glauben wir, eine gewisse Kontrolle bereits erreicht zu haben, doch verliert sich diese genau so schnell wieder, und wir sind wieder unkonzentriert, verwirrt oder zweifeln. Keiner dieser drei Zustände ist dem Yoga nützlich. Für Yoga sind nur die vierte und fünfte Ebene, die unsere Geist erreichen kann, von Bedeutung. Die eine ist Konzentration, ein Stadium, in dem der Geist polarisiert oder ausgerichtet wird. Diesen Zustand nennt man im Yoga ekāgratā. Der nächste Zustand ist nirodha. Die Kontrolle über den Geist ist wirklich erreicht. Der Geist ist ausgerichtet und läßt sich durch nichts mehr ablenken.

Wie läßt sich diese Kontrolle der Gedanken erreichen? In der Bhagavadgītā werden die Gedanken als sehr flüchtig beschrieben. Sie kontrollieren zu wollen, wird mit dem Versuch verglichen, Luft zu fangen. Es scheint unmöglich zu sein. Die Desintegration der Persönlichkeit beruht auf Störungen des Geistes.

Zwei Gruppen solcher Störfaktoren sind im Yoga bekannt. Die einen sind angeboren und permanent vorhanden. Die anderen sind von vorübergehender Natur. Diejenigen permanenter Natur sind nicht zu vermeiden. Mit unserer Geburt sind sie da, so wie unsere Eltern da sind, ohne daß wir Einfluß darauf haben oder wählen könnten. Diese Faktoren nennt man kleśa.

Kleśa bedeutet Irritation, Störfaktor, Unreinheit. Fünf kleśas werden im Yoga aufgezählt: avidyā, Ignoranz oder Unwissenheit, ist die erste und bezeichnet das Fehlen der Erkenntnis über die wahre Natur der Dinge. Das hat nichts mit intellektuellem Wissen zu tun, sondern bezeichnet die Unfähigkeit zu erkennen, 'was ist'. Ein Beispiel: In einem Zimmer sehen wir Möbel. Wir unterscheiden einen Tisch von einem Stuhl und andere Möbel, die weder Tisch noch Stuhl sind. Sind diese Dinge aber wirklich verschieden? Was ist die wahre Natur dieser Möbel? Alle Möbel bestehen aus dem gleichen Material, Holz. Wir benennen dieses Material je nach seiner Nützlichkeit für uns unterschiedlich. An diesem Beispiel läßt sich die wahre Natur der Dinge erahnen. Alles ist Materie. Was ist der kleinste Bestandteil der Materie? Vielleicht ist es ein Atom oder ein Molekül. Aber auch ein Atom und ein Molekül besteht aus noch kleineren Bestandteilen. Letztlich ist Materie eine Form von Energie, die in andere Energieformen übergehen kann. Die Natur der Materie ist also Energie. Aufgrund der verschiedenen Energiearten kann weiter gefragt werden, was die Basis all dieser Energie ist. Da uns der Einblick in die letzte Realität fehlt, sind wir unwissend. In avidyā wurzeln alle anderen Störungen.

Der nächste Faktor, der unsere Desintegration bestimmt, ist asmitā, das Ego-Bewußtsein.

Der dritte ist rāga, das Anhaften. Mit unserer Geburt beginnen wir, an etwas zu hängen.. Als Kind hängen wir an unserer Mutter und unserem Vater. Wenn wir heranwachsen hängen wir an unserem Lehrer, unseren Freunden oder irgend jemand sonst. Wir hängen an Personen und an Dingen. Und dieses Anhaften ist verantwortlich für Störungen des Denkens und für das Gefühl, unglücklich zu sein. Zwei Beispiele mögen dies verdeutlichen. Ich besitze einen Schlüssel. Wenn ich ihn verliere, bin ich traurig, werde rastlos und beginne zu suchen. Ein Außenstehender fühlt sich dadurch nicht gestört. Es ist nicht sein Schlüssel. Doch sobald er seinen Schlüssel verliert, ist er derjenige, der leidet.

Ein Dieb stiehlt meine Brieftasche mit meinem Geld. Das Geld existiert noch. Es hat nur Ort und Besitzer gewechselt. Doch ich bin traurig oder wütend, weil es nicht mehr in meiner Tasche ist. Wenn ich etwas bezahle, wechselt das Geld auch den Ort und Besitzer. Ich fühle mich dann aber nicht traurig, weil ich jetzt an der erworbenen Ware hänge.

Der vierte Faktor ist dveṣa, die Aversion oder Abneigung. Jeder Mensch möchte ihm unangenehme Personen, Dinge und Situationen meiden. Läßt sich das nicht vermeiden, ist er gestört.

Das fünfte kleśa schließlich ist die Angst vor dem Tod, abhiniveśa.
Alle diese Faktoren sind verantwortlich für Störungen in unserem Denken. Es gibt noch andere Faktoren, wie z. B. die Krankheit, styāna. Sie sind vorübergehender Natur, rufen aber trotzdem Störungen im Denken hervor. Sie werden antarāyas genannt. Weitere dieser neun, nicht ständig vorhandenen Zerstreuungen des Geistes sind z.B. Faulheit, ālasya, und Gier, avirati.

Diese Hindernisse, die wahrem Erkennen im Wege stehen, sind in vier Abstufungen wirksam. Treten kleśas nicht auf oder werden sie nicht empfunden, dann liegen sie schlafend, d.h. sie sind nur latent vorhanden. Dieses Stadium wird prasupta genannt, was übersetzt schlafen bedeutet. Im udārā Zustand sind die kleśas manifestiert. Wir haften ganz konkret an etwas oder jemandem. Wenn man beispielsweise gerade gegessen hat, ist der Hunger verschwunden. Er schläft sozusagen (prasupta), bis er wieder aufwacht und befriedigt werden will (udārā). Im dritten Zustand, vicchinna, befindet man sich im Konflikt. Zwei Emotionen gleicher Intensität geraten in Widerstreit. Man kann z. B. nicht gleichzeitig an zwei verschiedenen Orten sein oder dem Wunsch des Partners nachkommen, wenn dieser dem eigenen widerstrebt. Entweder einigt man sich mit dem Partner oder erfüllt sich den eigenen Wunsch, und leidet dann. Denn niemand kann tun, was er will und gleichzeitig niemand anderem mißfallen. Der Zustand, in dem man sich noch nicht entschieden hat, ist der vicchinna-Zustand. Solche Situationen bewirken mentale Spannungen. Solange dieser Konflikt nicht gelöst ist, leidet der Mensch. Die mentalen Konflikte schlagen sich häufig in körperlichem Leiden nieder. Obwohl wir häufig glauben, daß diese Störungen rein körperlich sind, sind sie eigentlich psychosomatischer Natur. Wir bemerken Krankheiten auf der körperlichen Ebene, ihre Ursachen haben sie jedoch im Denken. Deshalb darf die Behandlung nicht auf den Körper beschränkt bleiben, sondern muß auch den Geist oder die Psyche mit einbeziehen, muß psycho-physischer oder psychosomatischer Art sein. Im vierten Zustand sind die kleśas schwach oder verringert, tanū. Dann stören sie den Menschen nicht so sehr. Das Hauptanliegen im Yoga ist es deshalb, die kleśas abzuschwächen. Dieses Prinzip wird kleśa-tanūkaraṇa genannt.

Im Zustand von samādhi bhāvanā, der inneren Versenkung und Meditation, sind wir nicht mehr gestört, sondern vollständig integriert.
Wie erreichen wir dieses Gleichgewicht? Nach Patañjali treten bei diesen Störungen bestimmte Begleiterscheinungen auf: Leiden, Depression, Zittern und eine unrhythmische Atmung. Jede seelisch-geistige Störung hat solche Begleiterscheinungen, die entweder einzeln oder in Kombination auftreten. Daß Emotionen körperliche Veränderungen bewirken, hat jeder schon einmal erfahren. Ärger z.B. erkennt man daran, daß die Stimme höher und lauter wird, die Muskeln sich verspannen, die Atmung heftiger wird und das Herz schneller schlägt. Es treten physiologische Veränderungen ein bei der Sekretion der endokrinen Drüsen und im Bereich der Nervenbahnen. Um dieses Ungleichgewicht zu überwinden, wurden im Yoga Techniken entwickelt, die auf psychischer und physischer Ebene wirken.

Yoga setzt durch die yamas und niyamas die Auseinandersetzung mit unseren gewohnten Haltungen, unserem Verhalten und seinen Folgen in Gang. Yama bedeutet Selbstkontrolle oder Selbstdisziplin, eine Regel, der man sich freiwillig unterwirft. Fünf yamas werden beschrieben:
ahiṃsā, die Gewaltlosigkeit
satya, die Wahrhaftigkeit
brahmacarya, Enthaltsamkeit oder reiner Lebenswandel
asteya, Nicht-Stehlen
aparigraha, Nicht-Besitzergreifen, Nicht-Horten

Ahiṃsā verlangt, anderen niemals auf irgend eine Art zu schaden, weder auf körperlicher noch auf seelischer Ebene. Mit anderen sind hier alle Lebewesen gemeint. Ahiṃsā zu üben ist eine hohe und sehr schwierige Disziplin, die nicht völlig erfüllt werden kann.

Satya fordert, die Wahrheit zu sagen. Doch sollten wir dabei nicht gegen ahiṃsā verstoßen. 'Sage die Wahrheit, aber sage sie so, daß sie gefällt und zufriedenstellt', ist eine Regel, die im Mahābhārata gegeben wird. Und weiter heißt es dort: 'Die Wahrheit, die unangenehm ist, sollte nicht gesagt werden. Doch sage nicht die Unwahrheit, auch wenn sie gefällt.'

Asteya, der Regel des Nicht-Stehlens zu folgen, bedeutet, nichts zu nehmen, was mir nicht gehört. Das bezieht sich sowohl auf materielle wie auch auf geistige Dinge. Nicht einmal der Wunsch, etwas besitzen zu wollen, darf entstehen, denn er ist der Ausgangspunkt für das Stehlen. Hier gilt es also, eine geistige Haltung zu trainieren, die ein Denken in dieser Richtung beseitigt.

Brahmacarya wird oft sehr eng als sexuelle Enthaltsamkeit verstanden. Brahmacarya verlangt, diese Impulse steuern zu lernen, damit die Energie nicht zerstreut wird.

Aparigraha ist ein sehr subtiles Prinzip. Es fordert uns auf, nicht immer mehr Dinge besitzen zu wollen. Je mehr wir besitzen, desto mehr Leiden verursachen wir uns, denn mit dem Besitz - selbst unnötiger Dinge - stellt sich auch das Anhaften an diesen Dingen ein.

So soll mit Hilfe der fünf yamas unser Verhalten nach außen trainiert werden. Der Versuch, Handlungen durch Gedanken zu kontrollieren, schult unser Verhalten. Diese Tugenden sind in jeder Religion bekannt und werden in ihnen auch gelehrt. Man nennt sie auch moralische Werte. Doch bei Moral denken wir meist an andere und weniger an uns selbst. Yoga fordert auf, bei sich selbst zu beginnen. Die yamas sind eine Disziplin, die man sich selbst auferlegt. Würde diese Disziplin von außen auferlegt, gäbe es sofort Widerstand. Alles, was überreden, überzeugen, beeinflussen oder befehlen will, erzeugt Auflehnung. Nur die eigene Entscheidung läßt diesen Widerstand gar nicht erst auftreten. Eine Geschichte verdeutlicht dies recht anschaulich: Ein Lehrer bat seine Schüler, eine Woche lang zu fasten. Für Menschen, die gewohnt sind, dreimal täglich zu essen, ist das sehr schwierig. Schon nach einem Tag begann der Widerstand bei den Schülern. 'Wer weiß, was daraus wird, wenn wir so weitermachen'. Sie gingen zum Lehrer und erklärten ihm, wie schwierig es ist, gar nichts zu essen und baten um die Erlaubnis, ein wenig essen zu dürfen. Dem stimmte der Lehrer zu. Da die Schüler clever waren, buken sie einen riesigen Kuchen, von dem jeder nur ein wenig nehmen wollte. Ein ganz kleines Stück dieses riesigen Kuchens war aber schon mehr, als jemand auf einmal essen kann. Es war zwar - bezogen auf den riesigen Kuchen - nur ein ganz kleines Stück, aber für den einzelnen war es mehr als sättigend. Dieser Art von Widerstand und Selbstbetrug unterliegt man, wenn man sich selbst gegenüber nicht ehrlich ist. Dann findet man Ausreden, Mittel und Wege, bestimmte Regeln zu umgehen. Natürlich ist die Selbstdisziplin nicht einfach, denn jeder Mensch hat Schwächen. Doch sollte man seine Schwächen kennen, akzeptieren und zu kontrollieren versuchen. Gelingt uns die selbstauferlegte Disziplin nicht, so hat das seine Ursache in Gier, Zorn und Verwirrung, den vitarkas. Sie wirken den yamas entgegen.

Die niyamas sind Regeln, die die Haltung uns selbst gegenüber schulen. Zu ihnen gehören:
śauca, äußere und innere Reinheit
saṃtoṣa, Zufriedenheit
tapas, Eifer oder strenges Üben
svādhyāya, Selbststudium, Studium alter Schriften
īśvarapraṇidhāna, Hingabe an den höchsten Schöpfer

Zufriedenheit zum Beispiel bedeutet, daß man sich mit dem begnügt, was man bekommt. Es ist eine Art, die Dinge zu betrachten - so wie der Optimist ein Glas als halb voll, der Pessimist das gleiche Glas dagegen als halb leer bezeichnet. Wir können lernen, die Dinge so anzunehmen, wie sie sind.

Tapas ist die Anstrengung, die auf ein gestecktes Ziel hin unternommen wird.

Svādhyāya, das Studium der alten Literatur, z. B. der Veden, die Mantrarezitation und die Meditation ermöglicht das Studium des Selbst und eine Annäherung an Gott.

Īśvarapraṇidhāna bedeutet, sich der höchsten Macht, Gott, hinzugeben. Diese Haltung der Hingabe ist sehr wichtig, weil sie Vertrauen in den eigenen Weg bewirkt. Egal ob diese höchste Macht Gott, Allah oder anders genannt wird. Dabei ist es auch gleichgültig, ob man an einen Gott glaubt oder nicht, oder ob eine besondere Vorstellung von Gott existiert. Wichtig ist allein, überhaupt eine übergeordnete Instanz zu akzeptieren, weil von dort Vertrauen wächst.

Yamas und niyamas sind also selbstauferlegte Pflichten, die unser Verhalten bestimmen. Das wiederum hat Auswirkungen auf unser Zusammenleben mit Menschen. Yamas und niyamas regeln nicht nur unsere Handlungen, sondern setzen bei den Gedanken, die den Handlungen vorausgehen, an. Deshalb ist das Denken in gewisser Weise wichtiger. Im Yoga geht es darum, Denken zu ändern. Yamas und niyamas helfen, Leiden und Depression zu überwinden.

Āsanas helfen gegen das Zittern, das aus einem Ungleichgewicht aus den neuro-muskulären Impulsen herrührt. Werden diese Impulse harmonisiert, überwinden wir das Zittern. Mit Hilfe von āsanas wird der Muskeltonus reguliert. Zu sehr angespannte Muskeln werden entspannt und schlaffe Muskulatur angemessen tonisiert. Da auch Emotionen den Muskeltonus beeinflussen, bei Aufregung zittern uns die Hände, zielen āsanas nicht nur auf den Körper, sondern richten sich auch auf die Kontrolle des Geistes.

Prāṇāyāma bezieht sich auf die mentalen Aktivitäten. Mit jeder Emotion ändert sich der Atemrhythmus. Trauer läßt uns seufzen, Ärger heftiger atmen, Angst den Atem anhalten. Wird die Emotion kontrolliert, dann bleibt auch der Atemrhythmus normal. Wird bewußt das Atemmuster verändert, verschwindet meist die Emotion. Durch Atemkontrolle gewinnen wir Einfluß auf unser autonomes Nervensystem, das verantwortlich für unseren emotionalen Hintergrund ist. Um unseren 'Haltungshintergrund' zu stärken und zu trainieren, üben wir zunächst āsanas, dann prāṇāyāma und richten unser Verhalten nach den Regeln von yamas und niyamas aus. Dieses Üben verändert unser Denken, zunächst vielleicht nur für wenige Minuten. Doch dieser Zeitraum kann gesteigert werden. Jeder kleine Versuch kann zur Entwicklung von Ausdauer führen und dadurch den Erfolg für immer sichern.

Ist durch Yoga die Kontrolle der Störfaktoren des Geistes erreicht, führt das zu Harmonie, zum Zustand der Integration, zu samādhi. Wichtig dabei ist das Beginnen und Weitergehen, rasch oder langsam, so wie es jedem zur Zeit möglich ist.

8. YOGA UND STRESS

Yoga nutzt Menschen verschiedenen Alters und verschiedener Neigungen. Die Bedürfnisse werden von Beruf, Gesundheit und Klima beeinflußt, und bei der Annäherung an Yoga spielen auch Umwelteinflüsse eine Rolle. Alle Großstädte plagen ähnliche Probleme, wobei das schwerwiegendste die Industrieverschmutzung ist. Gerade unter solchen Bedingungen kann Yoga helfen, Atem- und Brustkorbprobleme zu verhindern.

So spielt Yoga eine Rolle bei der Behebung von körperlichen und geistigen Störungen und hilft außerdem in verschiedenen anderen Lebenssituationen.

Aus der Betrachtung der verschiedenen individuellen Bedürfnisse und Bedingungen leitet sich die Entwicklung der verschiedenen Yoga-Techniken und Yoga-Arten ab. Doch muß hier bemerkt werden, daß wir Yoga in einem sehr begrenzten Sinn verstehen, wenn wir von unseren Bedürfnissen ausgehen. So kann man, wenn ein Arzt das Skelett eines Menschen studiert, dieses Studium noch nicht Medizin nennen, denn das System 'Skelett' ist nur ein Teil des ganzen Menschen. Welchem besonderen System man folgen möchte, hängt von den individuellen Bedürfnissen ab. Die Kenntnis dieses Systems weist meist auf Verbindungen zu anderen Systemen hin, so daß weiteres Lernen erforderlich wird. Das alles gilt auch für Yoga. Doch irgendwo muß begonnen werden, auch wenn die Bedürfnisse sich stetig verändern. Für die meisten Menschen ist die körperliche Ebene der Ausgangspunkt. Weil aber körperliche und mentale Ebene in Beziehung miteinander stehen, werden durch Yoga immer beide beeinflußt.

Yoga kann in verschiedenen Lebenssituationen angewandt werden. Die Anwendung auf das moderne Leben ist neu. Natürlich waren die Bedingungen früherer Zeiten andere, doch die Suche nach Glück existiert seit dem Morgengrauen der Zivilisation, wenngleich früher der Schwerpunkt auf der spirituellen Entwicklung lag , und die heutigen Erfordernisse körperliches und geistiges Fitsein verlangen. Egal welche Ansprüche an Yoga gestellt werden, Yoga kann eine wichtige Rolle im täglichen Leben spielen. Die Zustände im 20. Jahrhundert unterscheiden sich völlig von denen früherer Jahrhunderte, doch die Probleme sind überall gleich. Vielleicht ist in ländlichen Gegenden Streß weniger akut, und sicherlich ist die Luft dort reiner, doch überall leiden Menschen unter der Krankheit 'Schnelligkeit'. Das Tempo des Lebens macht es erforderlich, daß wir unsere Aktivitäten über unsere tatsächlichen biologischen Fähigkeiten hinaus beschleunigen. Der moderne Mensch ist ständig über die Zeit besorgt - entweder damit beschäftigt, Zeit zu sparen oder Zeit zu verbringen totzuschlagen. Gewöhnlich ist dies auch an Geld gekoppelt: Geld verdienen, und es ausgeben.

Es liegt in der Natur menschlichen Denkens zu glauben, „Ich bin der einzige unglückliche Mensch. Alle anderen sind glücklicher als ich." Diese Haltung schafft Leiden. Wir sind an einen Punkt gekommen, wo wir mit unserem Los nicht mehr zufrieden sind. Je mehr wir besitzen, desto mehr wünschen wir uns. Dieser Wunsch entstand durch die wachsende Produktion materieller Güter, den größeren Druck der Werbung, die uns zum Kaufen animiert und härtere Arbeit, um über ausreichend Geld zum Erwerb der Dinge zu verfügen. Doch die Natur hat bestimmte Gesetze und Regeln. Zuerst einmal müssen wir lernen, daß Ungeduld und Verlangen Dinge nicht unbedingt dann geschehen lassen, wann wir es wollen. Unsere gegenwärtige Lebenshaltung ist nicht mehr gesund. Wir sind permanent unnötigen Spannungen unterworfen, weil wir unfähig sind, realistisch zu denken und uns positive, lebensverbessernde Ziele zu stecken.

Grundlegend falsch am modernen Leben ist der Lebensstil. Immer mehr Menschen scheinen in die Städte zu ziehen, wo die Überbevölkerung Wohnungsmangel, Transportprobleme und Arbeitslosigkeit hervorruft. Der harte Wettbewerb, Lärm und der Verlust der Privatsphäre halten jeden in einem Zustand permanenter Anspannung. Es müssen verschiedene natürliche Instinkte und Gefühle unterdrückt werden. Dem berühmten Streßforscher Hans Selye zufolge sind die meisten modernen Krankheiten Adaptionsstörungen, oder einfacher ausgedrückt: eine Unfähigkeit, sich den Umständen anzupassen. Als einfaches Beispiel kann hier eine Prüfung dienen. Ist man nicht ausreichend vorbereitet, so werden die Prüfungsfragen als zu schwierig erscheinen, was zu einer Panikreaktion führt. Selbst das Gewußte wird vielleicht nicht mehr erinnert. Man schwitzt, der Mund wird trocken und der Herzschlag erhöht sich. Diese Veränderungen treten ein, weil unterlassen wurde, sich den Umständen entsprechend anzupassen, d.h. man ist auf das erwartete Ereignis nicht ausreichend vorbereitet. So kann im Angesicht der Prüfung nicht die Erkenntnis eintreten, den gestellten Forderungen nicht gewachsen zu sein. Ähnliche Probleme treten bei der Anpassung in der Gesellschaft, in unserer Arbeit, in der Familie auf. Je weniger wir zu dieser Anpassung in der Lage sind, desto mehr leiden wir. Einige Situationen schaffen eine solch große Spannung in uns, daß eine persönliche Krise daraus folgt. Beziehungen werden zerstört, wir verlieren möglicherweise den Job oder werden krank.

In unserem Leben ist deshalb die Anpassungsfähigkeit von grundlegender Bedeutung, die Fähigkeit, den Situationen unseres täglichen Lebens in ruhiger, verantwortlicher Weise zu begegnen. Yoga hat in unserem Alltagsleben dort seinen Platz, wo er uns lehrt, wie wir körperlich stark werden und 'emotionale Widerstandskraft' bekommen. Der letzte Faktor ist besonders wichtig, denn körperlich starke Menschen brechen manchmal im Angesicht einer emotionalen Krise zusammen. Yoga kann den Menschen stärken und unsere Charakterschwächen ausgleichen.

DAS KONZEPT VON STRESS

Jede Streßsituation löst psycho-physische Veränderungen im Menschen aus. Hans Selye hat diese Tatsache als erster physiologisch beobachtet und aufgezeichnet: Die Antwort auf jede Art von Streß war immer gleich. Selye nannte dies "Generelles Adaptionssyndrom" (GAS). Es beinhaltet drei Stufen: (1) Alarmreaktion, (2) Widerstand und (3) Erschöpfung. Wenn die 'Adaptionsenergie' erschöpft ist, folgt daraus schließlich der Tod. Selye definierte Streß als „Zustand, der sich durch ein spezifisches Syndrom manifestiert, das aus all den unspezifischen im biologischen System hervorgerufenen Veränderungen besteht". Einfacher ausgedrückt: „es ist der Grad der Abnutzung des Körpers". Die, durch Streß hervorgerufenen, Veränderungen können im Urin oder im Blut gemessen werden.

Da jeder Streß psychosomatischer Natur ist, werden die Krankheiten, an denen der Mensch leidet, psychosomatische Störungen oder Streßstörungen genannt. Ihre Ursache liegt in der fehlenden Nachregulierung des homöostatischen Gleichgewichts, das den sich permanent ändernden Reizen unterliegt, die das System aufgrund äußerer und innerer Bedingungen bombardieren.

PSYCHOSOMATISCHE ODER STRESSBEDINGTE KRANKHEITEN

Durch Streß hervorgerufene Störungen nehmen ihren Weg durch verschiedene Kanäle, um das Streßsyndrom auszudrücken. Einige der weitverbreiteten Streßkrankheiten der modernen Gesellschaft sind: Verspannungen, Herzkrankheiten, Bronchialasthma, chronische Magengeschwüre, chronische Kolitis, Diabetes Mellitus, Krebs, Arthritis, Angstneurosen, Migräne, usw. Die Empfänglichkeit eines Organs für Streß ist meist genetisch bedingt. Streßkrankheiten nehmen weltweit zu, sind jedoch eher in den Städten als auf dem Land anzutreffen.

YOGA ALS ANTI-STRESS-MITTEL

Anspannung im Körper hängt eng mit emotionaler und mentaler Anspannung zusammen. Lernt man durch die Praxis von āsanas, die chronisch angespannten Muskeln zu dehnen und zu entspannen, so wird, vielleicht zum ersten Mal, ein Zustand der Erleichterung und des Behagens erfahren. Die im āsana stattfindende Dehnung wirkt gegen Streß. Jeder Mensch entwickelt für ihn charakteristische Verteidigungsmuster, die sich in seiner Haltung, seiner Bewegung und in chronischen Verspannungen bestimmter Körperteile spiegeln. Dieser 'Haltungsuntergrund' bestimmt auch das Verhalten des Menschen und beeinflußt alle momentanen Leistungen. Fortgesetzter Streß beschränkt den Menschen auf eine Reihe von Reizen, denen er antwortet. Eine solche Haltungsfixierung kann zu neurotischen und psychotischen Zuständen führen. Hier sind āsanas von praktischer Bedeutung. Es gibt Übungsreihen von āsanas, die fortschreitend zu subtileren und vollständigeren Stufen von Entspannung führen. Entspannungsübungen im Yoga helfen effektiv bei der Reduzierung von Angst und psychosomatischen Beschwerden und bei der Befreiung unterdrückter Emotionen. Diese Techniken verbessern die Antwort des parasympathischen Nervensystems auf akute und chronische Ängste. Sie befähigen den Menschen, trotz der äußeren Umstände und der inneren Gedanken, ruhig und aufmerksam zu bleiben. Emotionale Erregung fordert die Antwort des Nervensystems an. Wenn das Nervensystem trainiert ist, im Ausgleich zu bleiben, werden störende emotionale Zustände nicht auftauchen. So kann der Mensch lernen, weniger zu reagieren und nach der emotionalen Reaktion schneller wieder den Zustand des Gleichgewichts herzustellen.

Eine integrierte Yoga-Praxis trägt zur Erreichung des Ziels bei. Daß die regelmäßige, integrierte Praxis von Yoga nicht nur die Gesundheit fördert und Krankheit vorbeugt, sondern auch als sehr wichtige therapeutische Methode angesehen werden kann, ist bewiesen. Durch Yoga-Therapiemaßnahmen konnten eine große Anzahl psychosomatischer Funktionsstörungen behandelt werden. Yoga kann also hinsichtlich der Reduzierung von Streß und seiner Begleitsymptome einen wichtigen Beitrag leisten. Aus regelmäßiger Yoga-Praxis kann maximaler Nutzen gezogen werden. Yoga ist kein Zeitvertreib, sondern erfordert tägliche Praxis, sollte natürlicher Teil unseres Lebens sein. Realistisch betrachtet ist er zum Überleben so notwendig wie Essen und Trinken. Wenn unser Leben also nicht nur erträglich, sondern auch glücklich sein soll, dürfen wir keine billigen Ausreden suchen, sondern müssen regelmäßig üben. Wir sind schließlich nicht 24 Stunden am Tag beschäftigt. Häufig wird gesagt, daß zwanzig Minuten Yoga einem vierstündigen Schlaf gleich kommen, was könnte also schädlich daran sein, morgens eine halbe Stunde früher aufzustehen oder ein wenig unserer Freizeit zu reservieren? Bei Krankheiten verwenden wir viel Zeit und Geld darauf, Heilmittel zu finden. Da vorbeugen besser als heilen ist, bringt Yoga kostenlos immensen Nutzen. Die einzige Investition ist ein wenig Zeit jeden Tag.

Der erste Schritt hin zur regelmäßigen Praxis ist die Motivation. Die Motivation hängt vom Eindruck des Einstiegserlebnisses ab. Natürlich müssen dabei immer die eigenen Grenzen beachtet werden. Versuchen wir, gleich beim ersten Mal den Kopfstand auszuführen und fallen dabei um, so wird es nicht leicht sein, uns zum Fortsetzen der Praxis zu motivieren. Man sollte mit einfachen Übungen beginnen, die man leicht in der zur Verfügung stehenden Zeit unterbringen kann. Nach kurzer Zeit, wenn wohltuende Ergebnisse erfahren werden, wird ganz natürlich der Wunsch entstehen, weiter fortzuschreiten. Eine einfache Routine, die sehr wenig Zeit in Anspruch nimmt und sowohl die Bauchmuskeln tonisiert als auch die Flexibilität der Wirbelsäule erhöht, ist das Beine-Heben, ardha-halāsana. Anfangs hebt man jedes Bein einzeln mehrere Male, später beide Beine zusammen.

Die Wirbelsäule hat vier Bewegungsrichtungen und es sollte deshalb in all diesen Richtungen geübt werden: vorwärts, rückwärts, seitwärts, drehen. Zum Beispiel: paścimatānāsana als Vorbeuge, dhanurāsana, der Bogen, als Rückbeuge, wenn dies zu schwierig ist, können bhujaṅgāsana, die Kobra, und danach śalabhāsana, die Heuschrecke, geübt werden, cakrāsana dehnt den Körper zur Seite und vakrāsana oder eine Variante davon dreht die Wirbelsäule. Im Übungsprogramm sollte auch eine Gleichgewichtshaltung, wie vṛkṣāsana, der Baum, enthalten sein, und natürlich ist auch die Entspannung in śavāsana wesentlich. Es gibt viele Varianten all dieser āsanas, doch hier soll nur ein Minimalprogramm vorgeschlagen werden.

Für die Meditation ist jede angenehme Sitzhaltung geeignet, vorausgesetzt die Wirbelsäule ist aufgerichtet dabei. Dasselbe gilt auch für prāṇāyāma und die bandhas.

Im täglichen Übungsprogramm sollten außerdem einige grundlegende Atemübungen wie ujjāyī enthalten sein. Für zehn Runden ujjāyī werden nur drei Minuten Zeit benötigt. Auch uḍḍiyāna sollte geübt werden - zu Anfang reichen drei Wiederholungen. Und erlauben Sie sich, zehn bis fünfzehn Minuten in śavāsana zu entspannen.

Ganz gleich, wie wenig Zeit am Tag zur Verfügung steht, planen Sie Ihr kurzes Programm, und bleiben Sie dabei. Mit der regelmäßigen Praxis stellen sich zwangsläufig Ergebnisse ein, und innerhalb kurzer Zeit werden Sie beginnen, sich energiereicher zu fühlen.

Patañjali empfiehlt: (1) Über einen langen Zeitraum hinweg zu praktizieren, (2) regelmäßig zu praktizieren und (3) mit starker Entschlossenheit und Überzeugung zu praktizieren. Das sind die grundlegenden Prinzipien jeder Handlung nicht nur von Yoga, ehrliches, geduldiges und andauerndes Bemühen führt immer zu Resultaten.

Werden Resultate voller Sorge erwartet, so werden sie blockiert, wie der gerade gesäte Same nicht keimen kann, wenn ein ungeduldiges Kind ihn immer wieder ausgräbt, um nachzuschauen, ob er schon gekeimt hat. Praktizieren Sie einfach und beobachten Sie dabei.

Es ist ein Irrtum zu glauben, daß einige Stunden Yoga am Wochenende die fehlende Praxis während der Woche ausgleichen. Die tägliche Praxis hat einen akkumulierenden Effekt.

Keine Praxis kann Resultate bringen, solange kein wirkliches Interesse an ihr besteht. Deshalb muß mit Überzeugung und Selbstdisziplin geübt werden, denn Yoga ist eine praktische Wissenschaft. Praxis und Erfahrung dienen dem Übenden. Ist man erst einmal daran gewöhnt, wird man gar nicht mehr aufhören wollen, denn man wird herausfinden, welch enorme Auswirkungen das auf die körperliche Gesundheit und die emotionale Stabilität hat. Der Umgang mit den eigenen Problemen wird leichter. Denn hat man gelernt, den Geist richtig auszurichten und konzentrieren, fallen einem die Lösungen zu.

Die Yogamethoden helfen dem ganzen Menschen auf besondere Weise. Doch nur durch die eigene Praxis kann man davon überzeugt werden.

REGISTER

VERÖFFENTLICHUNGEN VON DR. M. L. GHAROTE

in deutscher Sprache:

- Grundgedanken des Yoga, Anleitung zur Yogapraxis für alle Stufen
- Beiträge in: Wegweiser zur Quelle. Beiträge über die Yogatradition als Grundlagentexte zur Yogalehrausbildung der GGF, Gesellschaft für Geisteswissenschaftliche Fortbildung, Düsseldorf, 1993

in anderen Sprachen:

- Applied Yoga, Kaivalyadhama S.M.Y.M. Samiti, Lonavla (India), 1990
- Glossary of Sānkhyakārikā, Kaivalyadhama S.M.Y.M. Samiti, Lonavla (India), 1990
- Bṛhad-Yoga-Yājnavalkya-Smṛti, Kaivalyadhama S.M.Y.M. Samiti, Lonavla (India), 1982
- Gheraṇda Samhitā (critical edition), Kaivalyadhama S.M.Y.M. Samiti, Lonavla (India), 1978
- Catalogue of Yoga Manuscripts, Kaivalyadhama S.M.Y.M. Samiti, Lonavla (India), 1978
- Teaching Methods for Yogic Practices, Kaivalyadhama S.M.Y.M. Samiti, Lonavla (India), 1988
- Art of Survival - A Guide to Yoga Therapie, Unwin Hyman Ltd., London, 1987
- Yoga and Your Heart, Jaico, Bombay, 1989
- ShaleyaYogālehyāsakrama (Marathi), Direcorate of Sports and Youth Services, Poona (India), 1982
- Guidelines for Yogic Practices, Medha Publications, Lonavla (India), 1982
- Yogābhyās Mārgadarshan (Hindi), Medha Publications, Lonavla (India), 1983
- Yaugic Prakriyānche Mārgadarshan (Marathi), Medha Publications, Lonavla (India)
- Yogic Practices, Part I, II and III, Medha Publications, Lonavla (India)
- Posters of Yogic Practices in Colour and in Black and White, Medha Publications, Lonavla (India)
- Guida Alle Pratiche Yoga (Italian), Promolibri, Torino, 1989
- Guia del Yoga (Spanish), Destinolibri, Barcelona

ADRESSEN UND KONTAKTE

Informationen über die Yogalehrausbildung und die Seminare im deutschsprachigen Raum mit Dr. M. L. Gharote:

GGF
Gesellschaft für Geisteswissenschaftliche Fortbildung e.V.
Yoga - Philosophie - Meditation
Leopoldo Chariarse
Schirmerstrasse 8, D-40211 Düsseldorf
Telefon 0211 - 483497, Fax 0211- 481025

Weitere deutschsprachige Beiträge von Dr. Gharote im:
Wegweiser zur Quelle, Beiträge über die Yogatradiion als Grundlagentexte zur Yogalehrausbildung der GGF.